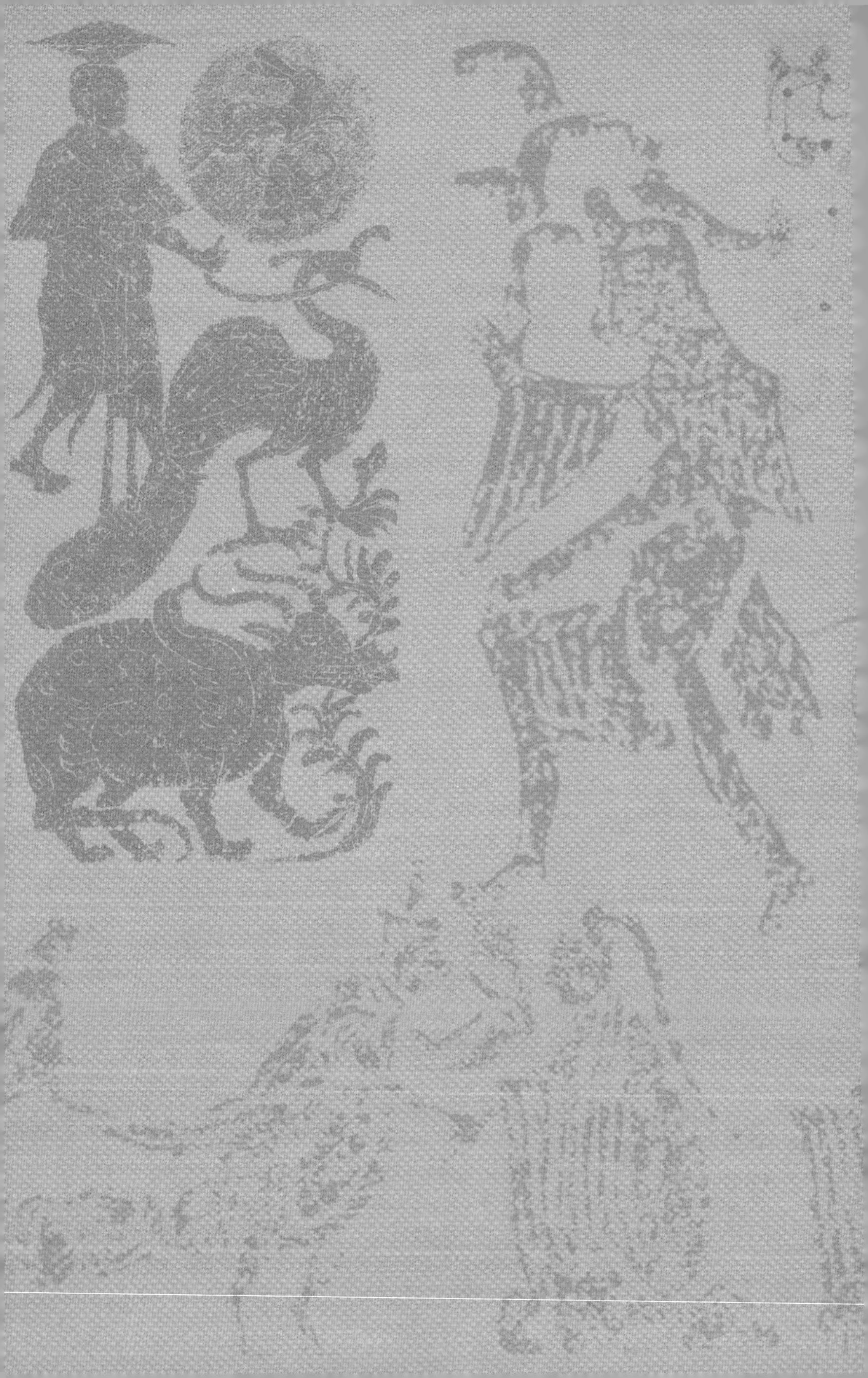

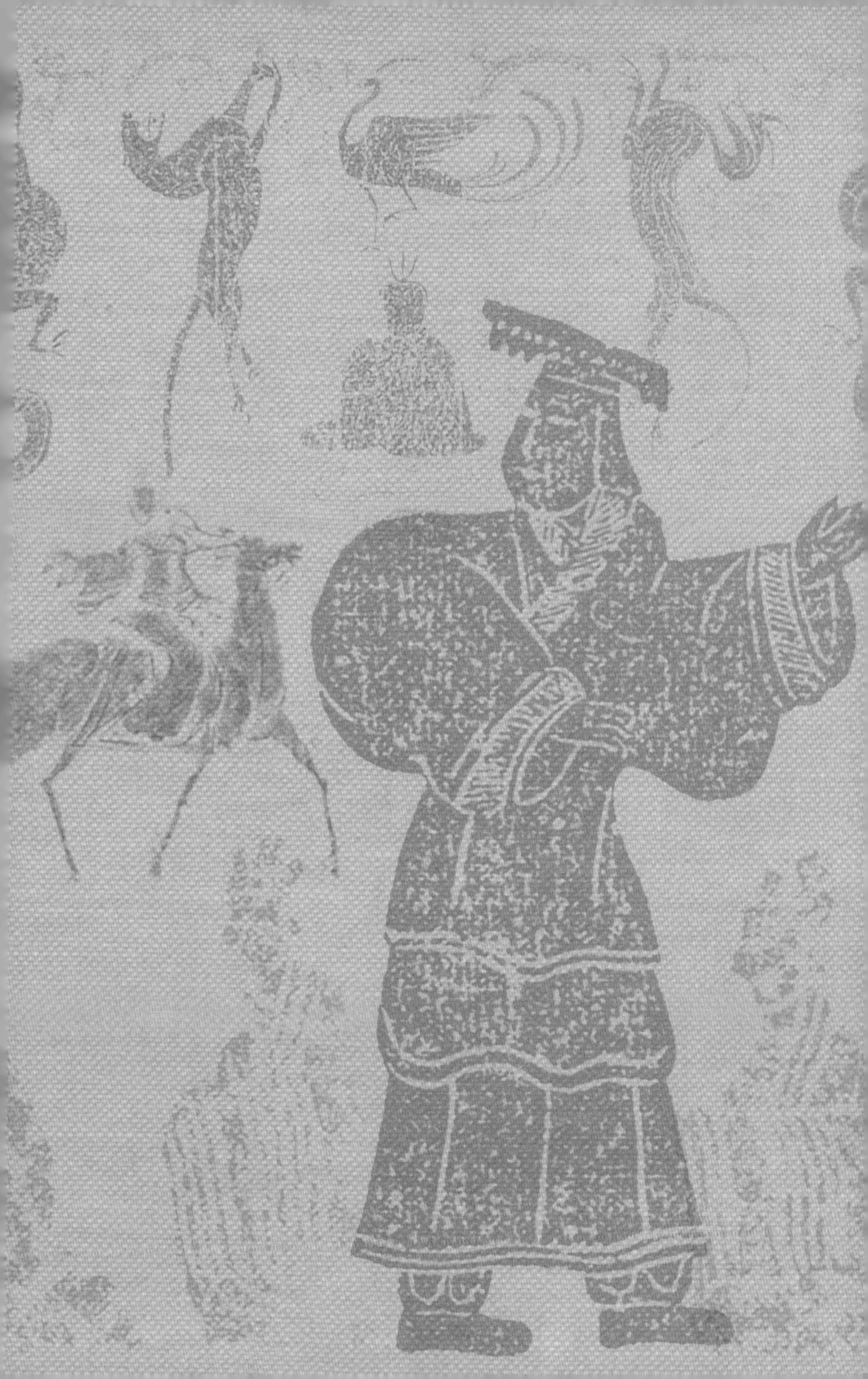

中国古医籍整理丛书

舌鉴辨正

清·梁玉瑜　传

陶保廉　录

沈　劼　校注

中国中医药出版社

·北　京·

图书在版编目（CIP）数据

舌鉴辨正/（清）梁玉瑜传；陶保廉录；沈劼校注．—北京：中国中医药出版社，2016.11(2024.12重印)

（中国古医籍整理丛书）

ISBN 978－7－5132－3277－7

Ⅰ．①舌…　Ⅱ．①梁…　②陶…　③沈…　Ⅲ．①舌诊　Ⅳ．①R241.25

中国版本图书馆CIP数据核字（2016）第071973号

中国中医药出版社出版

北京经济技术开发区科创十三街31号院二区8号楼

邮政编码　100176

传真　010 64405721

北京盛通印刷股份有限公司印刷

各地新华书店经销

*

开本 710×1000　1/16　印张 10　字数 47 千字

2016年11月第1版　2024年12月第5次印刷

书　号　ISBN 978－7－5132－3277－7

*

定价　30.00元

网址　www.cptcm.com

服务热线　010 64405510

购书热线　010 89535836

微信服务号　zgzyycbs

书店网址　csln.net/qksd/

官方微博　http://e.weibo.com/cptcm

淘宝天猫网址　http://zgzyycbs.tmall.com

国家中医药管理局
中医药古籍保护与利用能力建设项目
组织工作委员会

主 任 委 员 王国强
副 主 任 委 员 王志勇 李大宁
执行主任委员 曹洪欣 苏钢强 王国辰 欧阳兵
执行副主任委员 李 昱 武 东 李秀明 张成博
委 员

各省市项目组分管领导和主要专家

（山东省）武继彪 欧阳兵 张成博 贾青顺
（江苏省）吴勉华 周仲瑛 段金廒 胡 烈
（上海市）张怀琼 季 光 严世芸 段逸山
（福建省）阮诗玮 陈立典 李灿东 纪立金
（浙江省）徐伟伟 范永升 柴可群 盛增秀
（陕西省）黄立勋 呼 燕 魏少阳 苏荣彪
（河南省）夏祖昌 刘文第 韩新峰 许敬生
（辽宁省）杨关林 康廷国 石 岩 李德新
（四川省）杨殿兴 梁繁荣 余曙光 张 毅

各项目组负责人

王振国（山东省） 王旭东（江苏省） 张如青（上海市）
李灿东（福建省） 陈勇毅（浙江省） 焦振廉（陕西省）
蔡永敏（河南省） 鞠宝兆（辽宁省） 和中浚（四川省）

项目专家组

顾　问　马继兴　张灿玾　李经纬

组　长　余瀛鳌

成　员　李致忠　钱超尘　段逸山　严世芸　鲁兆麟　郑金生　林端宜　欧阳兵　高文柱　柳长华　王振国　王旭东　崔　蒙　严季澜　黄龙祥　陈勇毅　张志清

项目办公室（组织工作委员会办公室）

主　任　王振国　王思成

副主任　王振宇　刘群峰　陈榕虎　杨振宁　朱毓梅　刘更生　华中健

成　员　陈丽娜　邱　岳　王　庆　王　鹏　王春燕　郭瑞华　宋咏梅　周　扬　范　磊　张永泰　罗海鹰　王　爽　王　捷　贺晓路　熊智波

秘　书　张丰聪

前言

中医药古籍是传承中华优秀文化的重要载体，也是中医学传承数千年的知识宝库，凝聚着中华民族特有的精神价值、思维方法、生命理论和医疗经验，不仅对于传承中医学术具有重要的历史价值，更是现代中医药科技创新和学术进步的源头和根基。保护和利用好中医药古籍，是弘扬中国优秀传统文化、传承中医学术的必由之路，事关中医药事业发展全局。

1949年以来，在政府的大力支持和推动下，开展了系统的中医药古籍整理研究。1958年，国务院科学规划委员会古籍整理出版规划小组在北京成立，负责指导全国的古籍整理出版工作。1982年，国务院古籍整理出版规划小组召开全国古籍整理出版规划会议，制定了《古籍整理出版规划（1982—1990）》，卫生部先后下达了两批200余种中医古籍整理任务，掀起了中医古籍整理研究的新高潮，对中医文化与学术的弘扬、传承和发展，发挥了极其重要的作用，产生了不可估量的深远影响。

2007年《国务院办公厅关于进一步加强古籍保护工作的意见》明确提出进一步加强古籍整理、出版和研究利用，以及

“保护为主、抢救第一、合理利用、加强管理”的方针。2009年《国务院关于扶持和促进中医药事业发展的若干意见》指出，要“开展中医药古籍普查登记，建立综合信息数据库和珍贵古籍名录，加强整理、出版、研究和利用”。《中医药创新发展规划纲要（2006—2020）》强调继承与创新并重，推动中医药传承与创新发展。

2003~2010年，国家财政多次立项支持中国中医科学院开展针对性中医药古籍抢救保护工作，在中国中医科学院图书馆设立全国唯 一的行业古籍保护中心，影印抢救濒危珍本、孤本中医古籍1640余种；整理发布《中国中医古籍总目》；遴选351种孤本收入《中医古籍孤本大全》影印出版；开展了海外中医古籍目录调研和孤本回归工作，收集了11个国家和2个地区137个图书馆的240余种书目，基本摸清流失海外的中医古籍现状，确定国内失传的中医药古籍共有220种，复制出版海外所藏中医药古籍133种。2010年，国家财政部、国家中医药管理局设立“中医药古籍保护与利用能力建设项目”，资助整理400余种中医药古籍，并着眼于加强中医药古籍保护和研究机构建设，培养中医古籍整理研究的后备人才，全面提高中医药古籍保护与利用能力。

在此，国家中医药管理局成立了中医药古籍保护和利用专家组和项目办公室，专家组负责项目指导、咨询、质量把关，项目办公室负责实施过程的统筹协调。专家组成员对古籍整理研究具有丰富的经验，有的专家从事古籍整理研究长达70余年，深知中医药古籍整理研究的重要性、艰巨性与复杂性，履行职责认真务实。专家组从书目确定、版本选择、点校、注释等各方面，为项目实施提供了强有力的专业指导。老一辈专家的学术水平和智慧，是项目成功的重要保证。项目承担单位山东中医药大学、南京中医药大学、上海中医药大学、福建中医药大学、浙江省中医药研究院、陕西省中医药研究院、河南省中医药研究院、辽宁中医药大学、成都中医药大学及所在省市中医药管理部门精心组织，充分发挥区域间互补协作的优势，并得到承担项目出版工作的中国中医药出版社大力配合，全面推进中医药古籍保护与利用网络体系的构建和人才队伍建设，使一批有志于中医学术传承与古籍整理工作的人才凝聚在一起，研究队伍日益壮大，研究水平不断提高。

本着“抢救、保护、发掘、利用”的理念，该项目重点选择近60年未曾出版的重要古医籍，综合考虑所选古籍的保护价值、学术价值和实用价值。400余种中医药古籍涵盖了医经、基础理论、诊法、伤寒金匮、温病、本草、方书、内科、外科、女科、儿科、伤科、眼科、咽喉口齿、针灸推拿、养生、医案医话医论、医史、临证综合等门类，跨越唐、宋、金元、明以迄清末。全部古籍均按照项目办公室组织完成的行业标准《中医古籍整理规范》及《中医药古籍整理细则》进行整理校注，绝大多数中医药古籍是第一次校注出版，一批孤本、稿本、抄本更是首次整理面世。对一些重要学术问题的研究成果，则集中收录于各书的“校注说明”或“校注后记”中。

“既出书又出人”是本项目追求的目标。近年来，中医药古籍整理工作形势严峻，老一辈逐渐退出，新一代普遍存在整理研究古籍的经验不足、专业思想不坚定等问题，使中医古籍整理面临人才流失严重、青黄不接的局面。通过本项目实施，搭建平台，完善机制，培养队伍，提升能力，经过近5年的建设，锻炼了一批优秀人才，老中青三代齐聚一堂，有效地稳定了研究队伍，为中医药古籍整理工作的开展和中医文化与学术的传承提供必备的知识和人才储备。

本项目的实施与《中国古医籍整理丛书》的出版，对于加强中医药古籍文献研究队伍建设、建立古籍研究平台，提高古籍整理水平均具有积极的推动作用，对弘扬我国优秀传统文化，推进中医药继承创新，进一步发挥中医药服务民众的养生保健与防病治病作用将产生深远影响。

第九届、第十届全国人大常委会副委员长许嘉璐先生，国家卫生计生委副主任、国家中医药管理局局长、中华中医药学会会长王国强先生，我国著名医史文献专家、中国中医科学院马继兴先生在百忙之中为丛书作序，我们深表敬意和感谢。

由于参与校注整理工作的人员较多，水平不一，诸多方面尚未臻完善，希望专家、读者不吝赐教。

国家中医药管理局中医药古籍保护与利用能力建设项目办公室

二〇一四年十二月

许 序

“中医”之名立，迄今不逾百年，所以冠以“中”字者，以别于“洋”与“西”也。慎思之，明辨之，斯名之出，无奈耳，或亦时人不甘泯没而特标其犹在之举也。

前此，祖传医术（今世方称为“学”）绵延数千载，救民无数；华夏屡遭时疫，皆仰之以度困厄。中华民族之未如印第安遭染殖民者所携疾病而族灭者，中医之功也。

医兴则国兴，国强则医强。百年运衰，岂但国土肢解，五千年文明亦不得全，非遭泯灭，即蒙冤扭曲。西方医学以其捷便速效，始则为传教之利器，继则以“科学”之冕畅行于中华。中医虽为内外所夹击，斥之为蒙昧，为伪医，然四亿同胞衣食不保，得获西医之益者甚寡，中医犹为人民之所赖。虽然，中国医学日益陵替，乃不可免，势使之然也。呜呼！覆巢之下安有完卵？

嗣后，国家新生，中医旋即得以重振，与西医并举，探寻结合之路。今也，中华诸多文化，自民俗、礼仪、工艺、戏曲、历史、文学，以至伦理、信仰，皆渐复起，中国医学之兴乃属必然。

迄今中医犹为国家医疗系统之辅，城市尤甚。何哉？盖一则西医赖声、光、电技术而于20世纪发展极速，中医则难见其进。二则国人惊羡西医之“立竿见影”，遂以为其事事胜于中医。然西医已自觉将入绝境：其若干医法正负效应相若，甚或负远逾于正；研究医理者，渐知人乃一整体，心、身非如中世纪所认定为二对立物，且人体亦非宇宙之中心，仅为其一小单位，与宇宙万象万物息息相关。认识至此，其已向中国医学之理念“靠拢”矣，虽彼未必知中国医学何如也。唯其不知中国医理何如，纯由其实践而有所悟，益以证中国之认识人体不为伪，亦不为玄虚。然国人知此趋向者，几人？

国医欲再现宋明清高峰，成国中主流医学，则一须继承，一须创新。继承则必深研原典，激清汰浊，复吸纳西医及我藏、蒙、维、回、苗、彝诸民族医术之精华；创新之道，在于今之科技，既用其器，亦参照其道，反思己之医理，审问之，笃行之，深化之，普及之，于普及中认知人体及环境古今之异，以建成当代国医理论。欲达于斯境，或需百年欤？予恐西医既已醒悟，若加力吸收中医精粹，促中医西医深度结合，形成21世纪之新医学，届时“制高点”将在何方？国人于此转折之机，能不忧虑而奋力乎？

予所谓深研之原典，非指一二习见之书、千古权威之作；就医界整体言之，所传所承自应为医籍之全部。盖后世名医所著，乃其秉诸前人所述，总结终生行医用药经验所得，自当已成今世、后世之要籍。

盛世修典，信然。盖典籍得修，方可言传言承。虽前此50余载已启医籍整理、出版之役，惜旋即中辍。阅20载再兴整理、出版之潮，世所罕见之要籍千余部陆续问世，洋洋大观。

今复有“中医药古籍保护与利用能力建设”之工程，集九省市专家，历经五载，董理出版自唐迄清医籍，都400余种，凡中医之基础医理、伤寒、温病及各科诊治、医案医话、推拿本草，俱涵盖之。

噫！璐既知此，能不胜其悦乎？汇集刻印医籍，自古有之，然孰与今世之盛且精也！自今而后，中国医家及患者，得览斯典，当于前人益敬而畏之矣。中华民族之屡经灾难而益蕃，乃至未来之永续，端赖之也，自今以往岂可不后出转精乎？典籍既蜂出矣，余则有望于来者。

谨序。

第九届、十届全国人大常委会副委员长

许嘉璐

二〇一四年冬

王序

中医学是中华民族在长期生产生活实践中，在与疾病作斗争中逐步形成并不断丰富发展的医学科学，是中国古代科学的瑰宝，为中华民族的繁衍昌盛作出了巨大贡献，对世界文明进步产生了积极影响。时至今日，中医学作为我国医学的特色和重要医药卫生资源，与西医学相互补充、相互促进、协调发展，共同担负着维护和促进人民健康的任务，已成为我国医药卫生事业的重要特征和显著优势。

中医药古籍在存世的中华古籍中占有相当重要的比重，不仅是中医学术传承数千年最为重要的知识载体，也是中医为中华民族繁衍昌盛发挥重要作用的历史见证。中医药典籍不仅承载着中医的学术经验，而且蕴含着中华民族优秀的思想文化，凝聚着中华民族的聪明智慧，是祖先留给我们的宝贵物质财富和精神财富。加强对中医药古籍的保护与利用，既是中医学发展的需要，也是传承中华文化的迫切要求，更是历史赋予我们的责任。

2010年，国家中医药管理局启动了中医药古籍保护与利用能力建设项目。这既是传承中医药的重要工程，也是弘扬优秀民族文化的重要举措，不仅能够全面推进中医药的有效继承和创新发展，为维护人民健康做出贡献，也能够彰显中华民族的璀璨文化，为实现中华民族伟大复兴的中国梦作出贡献。

相信这项工作一定能造福当今，嘉惠后世，福泽绵长。

国家卫生和计划生育委员会副主任

国家中医药管理局局长

中华中医药学会会长

王国强

二〇一四年十二月

马 序

新中国成立以来，党和国家高度重视中医药事业发展，重视古籍的保护、整理和研究工作。自1958年始，国务院先后成立了三届古籍整理出版规划小组，分别由齐燕铭、李一氓、匡亚明担任组长，主持制订了《整理和出版古籍十年规划（1962—1972）》《古籍整理出版规划（1982—1990）》《中国古籍整理出版十年规划和“八五”计划（1991—2000）》等，而第三次规划中医药古籍整理即纳入其中。1982年9月，卫生部下发《1982—1990年中医古籍整理出版规划》，1983年1月，中医古籍整理出版办公室正式成立，保证了中医古籍整理出版规划的实施。2002年2月，《国家古籍整理出版“十五”（2001—2005）重点规划》经新闻出版署和全国古籍整理出版规划领导小组批准，颁布实施。其后，又陆续制定了国家古籍整理出版“十一五”和“十二五”重点规划。国家财政多次立项支持中国中医科学院开展针对性中医药古籍抢救保护工作，文化部在中国中医科学院图书馆专门设立全国唯一的行业古籍保护中心，国家先后投入中医药古籍保护专项经费超过3000万元，影印抢救濒危珍、善、孤本中医古籍1640余种，开展了海外中医古籍目录调研和孤本回归工作。2010年，国家财政部、国家中医药管理局安排国家公共卫生专项资金，设立了“中医药古籍保护与利用能力建设项目”，这是继1982~1986年第一批、第二批重要中医药古籍整理之后的又一次大规模古籍整理工程，重点整理新中国成立后未曾出版的重要古籍，目标是形成并普及规范的通行本、传世本。

为保证项目的顺利实施，项目组特别成立了专家组，承担咨询和技术指导，以及古籍出版之前的审定工作。专家组中的许多成员虽逾古稀之年，但老骥伏枥，孜孜不倦，不仅对项目进行宏观指导和质量把关，更重要的是通过古籍整理，以老带新，言传身教，培养一批中医药古籍整理研究的后备人才，促进了中医药古籍保护和研究机构建设，全面提升了我国中医药古籍保护与利用能力。

作为项目组顾问之一，我深感中医药古籍保护、抢救与整理工作的重要性和紧迫性，也深知传承中医药古籍整理经验任重而道远。令人欣慰的是，在项目实施过程中，我看到了老中青三代的紧密衔接，看到了大家的坚持和努力，看到了年轻一代的成长。相信中医药古籍整理工作的将来会越来越好，中医药学的发展会越来越好。

欣喜之余，以是为序。

中国中医科学院研究员

马继兴

二〇一四年十二月

校注说明

《舌鉴辨正》由梁玉瑜传、陶保廉录。本书为舌诊专著，论述以舌审病的辨证方法共计 149 条。上卷卷首有全舌分经图，称系明代良医所秘传。上卷分论白舌、黄舌和黑舌，下卷分论灰舌、红舌、紫舌、霉酱色舌、蓝舌和妊娠伤寒舌，共 9 类舌证。每类舌首列总论，述其辨证大纲，继则分条绘制舌图，详记各舌具体形态、色泽，并述辨证、治则、用药方法。书后附有治白喉方及案例一则。书中各篇论述了每一种舌象在外感病和内伤病中的诊断意义以及不同的证治，进一步对内伤杂病的舌诊法进行了补充和完善，同时认为察舌不能单凭目测，必须“刮舌验苔”，察苔底，较以往辨舌施治更加全面，形成了一套完整的、立体的辨舌体系。另外，书中敢于纠正前人错误，并对原书中一些拘执五行、以颜色生克推断病人吉凶预后的观点持批判态度；对未见过的舌象则不妄加评断，表现了实事求是的态度。

本书最早版本为清光绪二十三年丁酉（1897）兰州固本堂书局刻本（简称“固本堂本”），现存于中国中医科学院图书馆、北京大学医学部图书馆、天津图书馆、天津医学高等专科学校图书馆、上海中医药大学图书馆、苏州大学医学院图书馆、绍兴鲁迅图书馆、四川省图书馆和广州中医药大学图书馆。此外尚有清光绪三十一年乙巳（1905）云南高等学堂铅印本（简称“云南本”）、清光绪三十二年丙午（1906）石印本（简称

"丙午本")、1917 年常熟言氏从吾好斋石印本(简称"从吾好斋本")和抄本等。其中固本堂本刊印最早,保存完好,印刷较精,故今以此本为底本。另选云南本、丙午本和从吾好斋本同为校本。本书为清末医籍,版本流传较为单一,且各本之间相距时间较短,经过对照发现差别不大,不同之处亦大多无意义,故本次校勘以他校、理校为主。他校以本书所引著作之通行本为校本。

本次校注事宜具体说明如下:

1. 全文使用规范简化字。

2. 用现代标点方法对原书进行标点。

3. 原书无目录,本次整理按文中各篇标题统一辑出目录。

4. 可确认的文字讹误,据校本、他校资料或文义改并出校。文字讹误属一般笔画之误,径予改正,不出校记。文义有疑义难以遽定是非者,保留原文,酌情出校。底本与校本虚词互异,无关宏旨者,不改不校。

5. 对费解的疑难字词酌加注释。注音用汉语拼音法与直音法双重注音。

6. 对通假字作注,一般用"通某"字样,并出书证。异体字、古字、俗写字改为正体字,不出校记。本书中"白胎""舌胎"之"胎"与"苔"互通,统一律齐为"苔",不再出校记。

7. 对中药名不规范者予以统一,如"山查"改为"山楂","黄耆"改为"黄芪","黄蘗"改为"黄柏","芒消"改为"芒硝"等。中药异名一般不改,生僻者出注说明正名。

8. 对文中插图，本着尊重原书的原则，不新加图题。原图中文字部分，亦改为规范简化字。

9. 按现代排版方式，将原文中表示图表顺序的方位词，如“左”改为“下”，“右”改为“上”，不再出校。

10. 本次卷首书名及刊行语一律删除。

序

上古诊脉不止于手，凡乳下见《素问·平人气象论》、两额、两颊、耳前、足指、踝后《素问·决死生论》、趺阳《伤寒论》，无不按切，又不第[①]于寸关尺分三焦王叔和《脉经》：寸主上焦，出头及皮毛；关主中焦、腰腹；尺主下焦、少腹至足，兼以轻重别脏腑《脉经》：持脉如三菽之重为肺部，如六菽之重为心部，如九菽之重为脾部，如十二菽之重为肝部，按之至骨为肾部，所谓三部九候详《素问》，其术良多。后世失传，但诊手脉，则三部亡其二。即以手论，如《素问》尺内尺外一节见《脉要精微论》，释之者纷若聚讼[②]，莫得其谛[③]，则九候又亡其八。于此而犹强执方寸之腕，高谈脉理，夫亦惝怳[④]迷离，聊[⑤]遵故事耳。间尝涉猎医书，一证兼数脉，一脉兼数证，脉象由臆度，病状括万千，言之多文，行之鲜实，轩岐心法，邈不可追，术家论著，半属自欺，揆[⑥]之鄙意，未敢尽信。身瘦多病，听医者妄言之、妄治之，久

---

① 不第：不但。

② 聚讼（sòng 颂）：众说纷纭，久无定论。讼，争辩是非。

③ 谛（dì 帝）：道理。

④ 惝怳（chǎnghuǎng 敞恍）：亦作“惝恍”。模糊。惝，失意的样子。怳，模糊不清的样子。

⑤ 聊：勉强。

⑥ 揆（kuí 葵）：揣测。

不得效，诿[①]诸天命，继思于切脉之外别求一法。见《四库书目》载吴江张登《舌鉴》一卷，以舌审病，立术颇新，然寓吴江二十余载，未见此书。近年侍严亲宧游[②]，足迹半于中国，时时善病，各省名医亦皆据脉立方，其能言阴阳传变、五行生克、运气流行诸空谈者，即侈然[③]自足，而于切实治病之技，究无把握。岁癸巳[④]，在新疆偶理旧书，心烦骨疼，惫甚，论者咸指为虚，主滋阴降火。明年益剧，入夜热气上冲，胸鬲[⑤]烦躁，四肢搐战[⑥]。友人为言茂名梁特岩先生，世精于医，缘事出塞，可求治焉。既见先生，令吐其舌，决为实热，服苦寒多剂，闻者皆骇，而气冲、搐战等事渐止，体中舒泰。叩先生所学，以察舌色、舌苔为主，秘其家传，慎不肯宣，意必与张诞先《舌鉴》相似。属[⑦]坊友觅得蜀板《舌鉴》，大喜以示先生，谓与家传之术迥殊[⑧]。保廉因条举以问，固请先生辨其谬而正其偏，日录数条，三阅月[⑨]成二卷，名曰《舌鉴辨正》，非独为医林别树一帜，实足辅切脉之穷也。抑又

① 诿（wěi 伟）：推托。

② 宧（huàn 患）游：旧指外出求官或做官。

③ 侈（chǐ 尺）然：自大貌。

④ 癸巳：即1893年。

⑤ 鬲：通“膈”。《洪武正韵·陌韵》：“膈，胸膈心脾之间。通作鬲。”

⑥ 搐（chù 畜）战：肌肉抖动。

⑦ 属：嘱托。

⑧ 迥殊：区别很大。

⑨ 阅月：经一月。

闻之《素问》云“舌转可治”《大奇论》，《金匮》云“舌黄可下”，《伤寒论》有“舌白苔滑”及“舌干急下”诸说，《华佗察色诀》[①] 云“舌卷黑者死”见《脉经》，观病于舌，自古有之，则以此书为复古也可。舌不隔膜，且为心苗，目视明澈，胜于手揣，则以此书与《脉经》并行也亦可。

光绪甲午[②]孟夏[③]秀水陶保廉序于乌鲁木齐

---

① 华佗察色诀：即《扁鹊华佗察声色要诀》，现存于《脉经》中。

② 甲午：即1894年。

③ 孟夏：初夏，指农历四月。

凡 例

——吴江张登《伤寒舌鉴》一卷，求之不得。四川万县王文选所刻《活人心法》四册，内有《舌鉴》，据云合张氏一百二十舌、《薛氏医案》三十六舌、梁邑段正谊瘟疫十三舌，择录一百四十九舌。是王文选所编，不尽张登原本，而张氏之说固十居其九也，今即取此为原本王文选非知医之人，又云《舌鉴》出于《医通》，不知《医通》为吴江张璐所辑。璐，字石顽。而《舌鉴》为张登所撰。登，字诞先。

——《舌鉴》统论舌色，不分脏腑部位。兹冠全舌分经图于卷首，系明季良医秘传，以察各脏病机。遵之数世，确有征验。

——原本图象太拘，如中黑边白、右黑左白、白中双黄之类。病舌所显之色，其界限断非截然分清，惟偏浓偏淡处自有不同之状，阅历深者，必能知之，阅者勿泥图以观。

——原本拘执五行，以颜色之生克，决病人之或剧或死，间有可治者，亦束手坐视矣。今废弃旧说，阅历深者，自知病状未必尽合五行。

——原本拘于伤寒日数，不知病情万变，安能悉如古法？伤寒传经无一定日数，所传之经亦无一定次序。而传经亦不但伤寒，凡伤暑、伤热，皆能传也。

——原本只以舌色辨伤寒，不知种种杂病皆可观舌，以别寒热虚实。

——辨舌较证脉稍易，脉隔皮而舌无皮也。寒脉不变，热脉多变，而舌色则不乱也。切脉凭指，涉于恍惚，而观舌凭目，尤为昭著也。脉动之源根于心，每刻心跳若干次，则脉动亦若干次，以脉验心病颇显，以脉验他脏之病，每易混乱，况病人心血阻滞，往往病未必死而脉已结代或伏乱，惟舌居肺上，凑[①]理与肠胃相连，腹中元气熏蒸酝酿，亲切显露，有[②]病与否，昭然若揭，亦确然可恃。

——小病以舌脉参判，久病及略重之病，脉有时不可凭者，则当舍脉凭舌，切勿拘执脉象。

——图说只见大概，耳闻不如面授，看书不如临证。

——原本既经辨驳，不能概录，以省繁文。

——原本以舌分类，不以病分类，未能尽合鄙意。惟不欲大反前规，故诸舌次序，悉依原本宜参看《医学答问》凭舌辨证之法。

——原本绘舌虽多，有不常见者，有常见而或遗漏者，阅者以意会之，势不能一一申说。

——各条所论，有前后重复者，有言不尽意者，阅者

① 凑：通“腠”。《灵枢经·本藏》：“脾小则脏安难伤于邪也，脾大则苦凑䏚而痛，不能疾行。”

② 有：原字漫漶，据云南本、丙午本及从吾好斋本补。

谅之。

——举世但知外证有腐坏之状，不知内科诸证、脏腑经络亦多有发热处或腐坏处。舌色改变，腹中之恶状可想，投以温补、滋补，非益其热而促之烂乎？故非重剂苦寒不可。言之骇听，泥古者必以为非，阅历深者，或自悟乎？

目 录

卷　一

全舌分经图

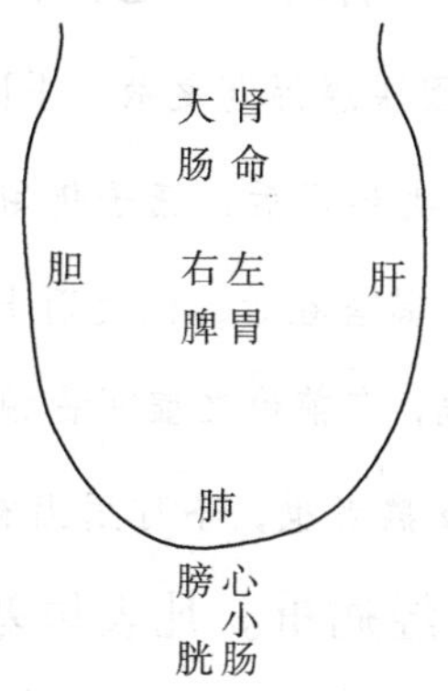

舌根主肾、命、大肠应小肠、膀胱，舌中左主胃、右主脾，舌前面中间属肺，舌尖主心、心包络、小肠、膀胱应大肠、命，舌边左主肝、右主胆舌尖统应上焦，舌中应中焦，舌根应下焦。

白舌总论

白舌为寒，表证有之，里证有之，而虚者、热者、实者亦有之故白舌辨病较难。不独伤寒始有白舌，而白舌亦可以辨伤寒，其类不一。白浮滑薄苔，刮去即还者，太阳表寒邪也；白浮滑而带腻带涨，色分各经，刮之有净有不净者，邪在半表半里也；全舌白苔，浮涨浮腻，渐积而干，微厚刮不脱者谓刮去浮面而其底仍有，寒邪欲化火也。辨伤寒舌大约如此伤寒亦有黄舌、黑舌，分论于后。至若杂病之人，舌白嫩滑，刮之明净者，里虚寒也无苔有津，湿而光滑，其白色与舌为一，刮之不起垢泥，是虚寒也，口唇必润泽无缝；白厚粉湿滑腻苔，刮稍净，而又积如面粉发水形者，里寒湿滞也；白粗涩，有朱点，有罅[①]纹之苔粗涩则不光泽，朱点则显其脏腑有热，裂罅纹多因误服温药之故，白干胶焦燥满苔刮不脱，或脱而不净者刮去垢泥后，底子仍留污质，腻涩不见鲜红，里热结实也此舌颇多，其苔在舌，比之面上傅[②]粉，刮之多垢，其白色与舌为二物，是热也，与前论之虚寒舌相反，当认明。此苔由浅而深，将黄未黄，或竟变黑者也，不可用温补药。若白苔夹变别色，见于某经即是某经病重。凡表里寒热虚实证皆同，辨舌者宜于望闻问切四事参考之，庶几[③]不差。

微白滑苔

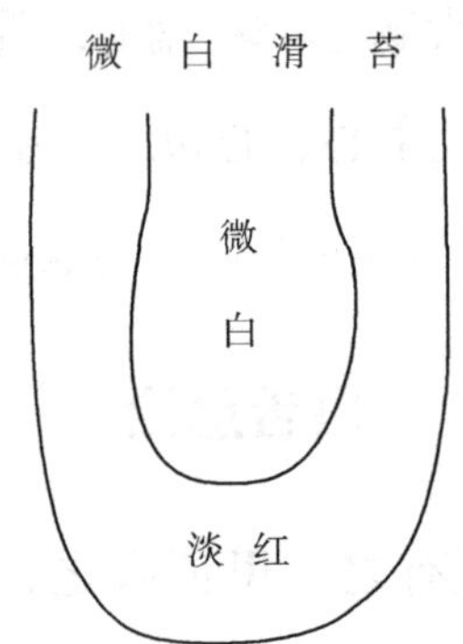

① 罅（xià下）：裂缝。
② 傅：附着。
③ 庶几：或许可以。

第一，微白滑苔舌。如图，中微白光滑，边淡红而有津，此脾胃寒而心肝胆虚也，无病人见此可勿药。里虚寒证有此舌，宜专经温补；若初感寒邪在太阳，头痛身热，恶寒无汗，脉浮紧而见此舌者，宜温散表药。凡感邪尚浅者，多未显于舌，必执此为伤寒之舌，则谬。

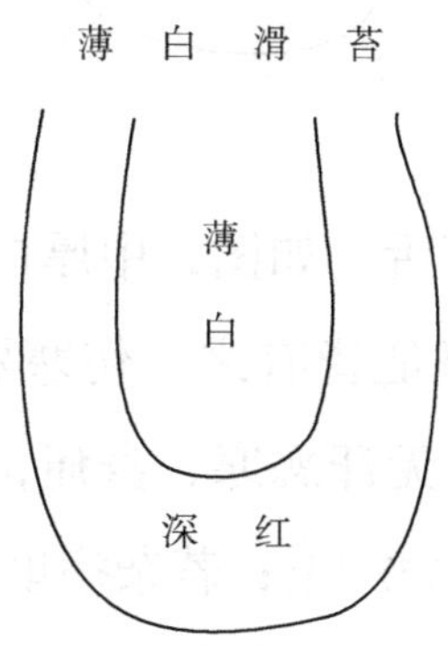

第二，薄白滑苔舌。如图，中薄白，尖深红，此脾胃微寒而心经热也，无病人有此勿药。若见脾胃寒证偏于白滑，重在滑字，湿而多津，宜用辛温药治；若见心经热证偏于深红少津，宜用清凉药；若初感热邪在太阳，头痛身热，无汗眩晕，口干鼻气热者，宜用凉散表邪药，得汗自愈此系初感，邪未见于舌也，不可拘定白舌为寒而误用温散。旧说泥于二三日伤寒未曾汗，太阳与少阳合病方有是舌，则谬甚。

厚白滑苔

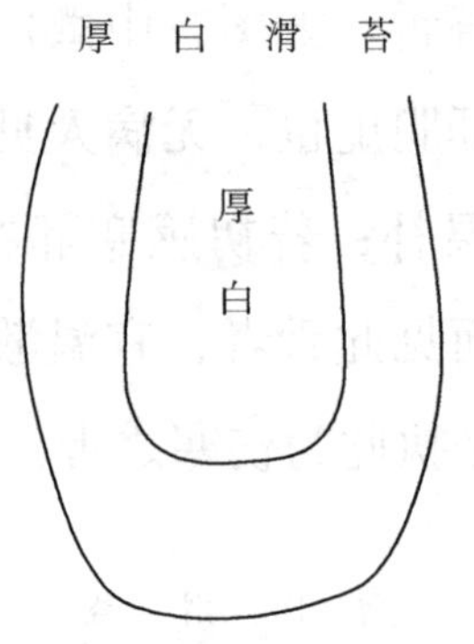

第三，厚白滑苔舌。如图，中厚白，尖边无异色，此脾胃有寒湿也，表里证皆有之。伤寒邪在太阳，口不干，舌不燥，头痛发热，无汗恶寒，身痛，脉浮紧者，宜麻黄汤，发汗自愈凡表证两脸必热；若杂病里证，宜白茯、白术、苍术、干姜、附子等药若舌厚白不滑无津而燥，是实热①也，断不可用此等温药。旧说治法亦合，惟仅言表证，未及里证耳。

干厚白苔

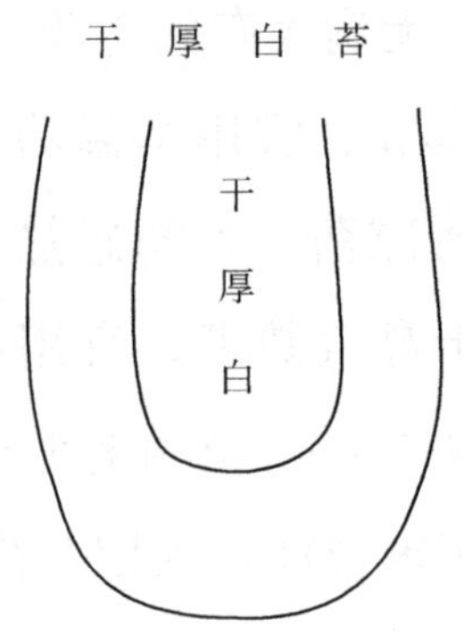

① 热：原字漫漶，据云南本、丙午本及从吾好斋本补。

第四，干厚白苔舌。中干厚白，尖边无异色，脾胃热滞也。里证宜三仙丹梁氏三仙丹，用黄芩、厚朴、枳实加石斛、山楂、麦芽等药；若伤寒表证见此舌，是邪热在少阳，其证多口苦耳聋，发热烦躁，四肢逆冷，寒热往来不等，宜小柴胡汤。旧说谓营热胃冷，未合。

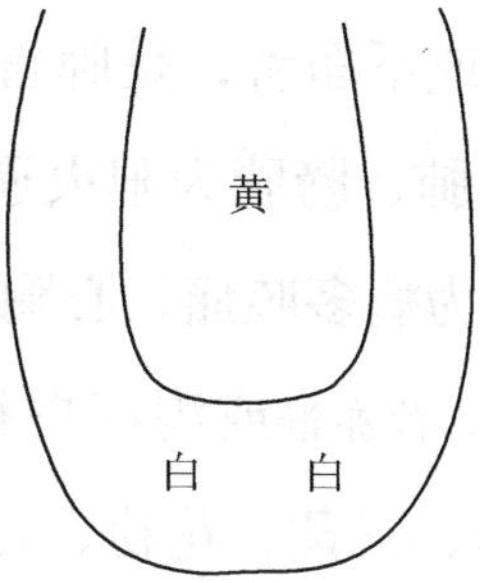

第五，白苔黄心舌。伤寒传至阳明也。若微黄而滑润，仍当汗解，宜柴葛汤；若苔焦，口渴烦躁，谵语烧热，宜白虎、三黄等汤；若苔燥，大便闭，宜大柴胡汤柴胡、大黄、枳壳、半夏、赤芍、黄芩、生姜、大枣；若杂病里证见此舌，中黄刮不净者，脾胃实热也，宜白虎、三黄、大黄酌用；若中间黄苔一刮即明净，余苔俱白色不红而多津湿润者，则为寒证，宜分经辨准，用辛温药。旧说未尽善。

第六，白苔黄边舌。如刮之净者，无病人也所谓净者，必须清洁光明见淡红润泽之底，若底留粗涩垢腻如薄浆糊一层者，即为不

白苔黄边

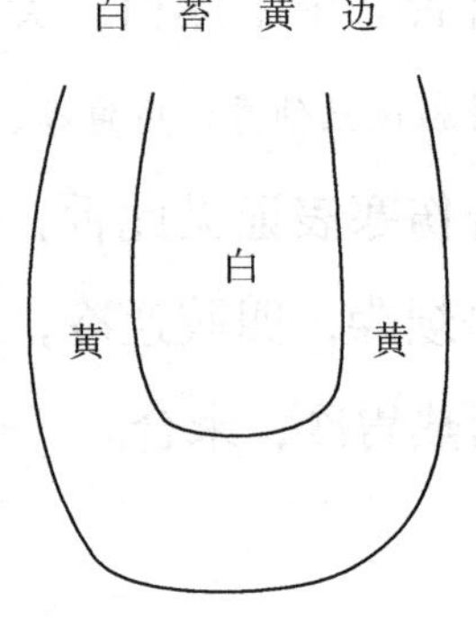

净，即是内热。刮不脱或不净者，是脾胃真热假寒黄色是真热，白色是假寒，心、肝、肺、膀胱为阳火逼迫邪火、实火均为阳火而移热于大肠也，其为病多咳痛，心胸热，小便涩，大便或结或泄热极则脾缩不灵，故亦泄或泻红白痢不等。咳痛心胸热者，宜生石膏、知母、三黄、花粉、竹茹等药；小便涩者，宜木通、车前、三黄等药；大便结或泄者，宜调胃承气汤；红白痢者，宜芩连治痢汤。旧说拘于中白为寒，误也。

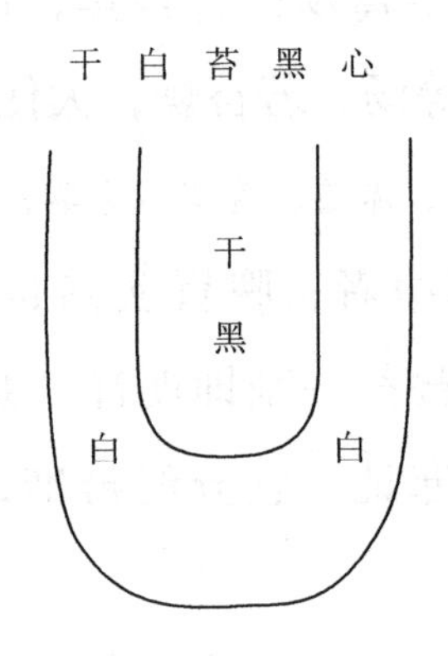

干白苔黑心

干
黑
白
白

第七，干白苔黑心舌。其黑苔湿润一刮即净者，里证真寒假热舌也，当以十全甘温救补汤加减治之黄芪、人参、白术、熟地、川芎、归身、鹿茸、白芍、茯神、甘草。若干黑刮不净，是伤寒邪已化火传阳明胃腑证，每常发烧谵语，口干渴，不恶寒，或自汗从头面出至颈而止者不等，宜白虎汤，不次①急服，至黑苔渐退，周身出汗透彻，烧退即愈矣。倘服白虎数剂而中苔仍干黑，烧热未退，大便闭急，继以大承气汤，间用破格白虎三黄，不次急投，必俟干者湿、黑者退，则病愈。若不明利害，偏执臆断之书，忌用苦寒，自误其生，别无补救之法。如旧说云二三日未汗，有此舌必死，皆因临证少，未能凭舌求治耳。辨伤寒舌必拘几日见某色，是茹古不化②，以耳为目，误己误人，莫知其谬。能辨舌者，不论一日十日，即以所见之色分经辨证，对病用药，其效如神。

白滑苔尖灰刺

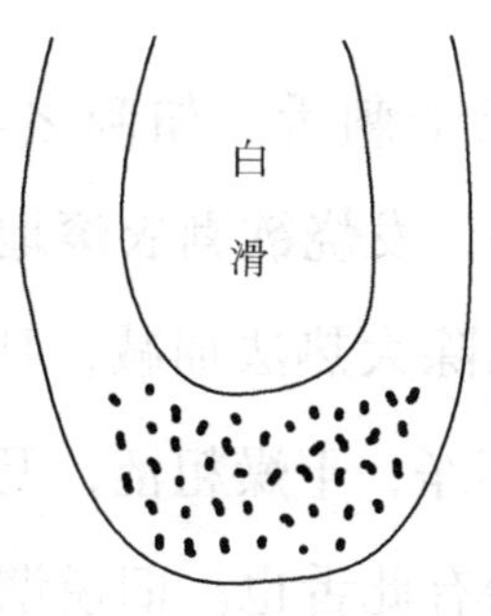

---

① 不次：不依寻常次序。

② 茹古不化：意即食古不化。茹，吃。

第八，白滑苔尖灰刺舌。如湿润刮之即净者，真寒假热也，表里证均有，宜辛温燥湿；若干厚刮不净者，是脾胃为湿热困，心肺热极，里证也，宜苦寒药；若伤寒见此舌而干厚者，亦邪热入里，热逼心肺矣，不必论脉之长短，即用大承气汤，不次急下，以灰刺退净为止，十不失一。若服药限于一日一剂，则非救急之法旧说指为阳明兼少阳舌，脉弦数者死。拘定旧法，不能急泻里热，宜其死也。

白苔满黑干刺

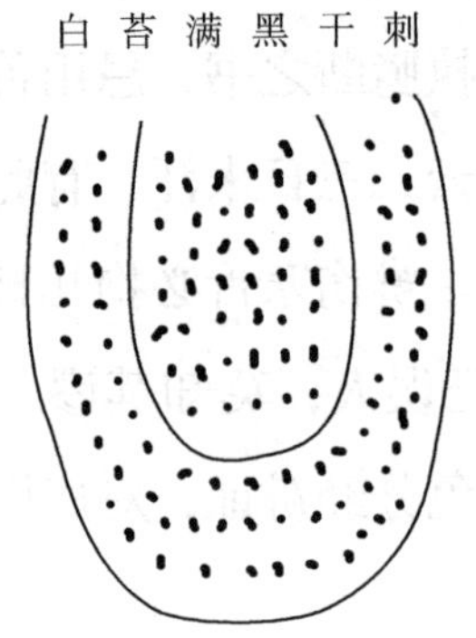

第九，白苔满黑干刺舌。如刮之黑刺即净，光润不干，口渴而消水不多，发烧欲剥衣滚地者，在杂病为真寒假热之里证，以甘温除大热法加减，甘温救补汤治之愈曾治痉此等病。若刮之不净，干燥粗涩，乃十二经皆热极，不独伤寒传阳明里证始有此舌也。旧说谓其证不恶寒而恶热者，大柴胡加芒硝急下之，遵伤寒古法不错。今人惑于时书偏说，谓芒硝等药不可轻服，见有此舌不敢急投，或限以一日一剂，误人多矣。能知辨舌利害者，凡各病里证见此舌，即以十全苦寒救补汤生石膏、知母、黄芩、黄连、黄柏、大黄、芒硝、厚朴、枳实、犀角不次急投，服至黑刺退净为止，履险可必如夷。

白滑苔黑心

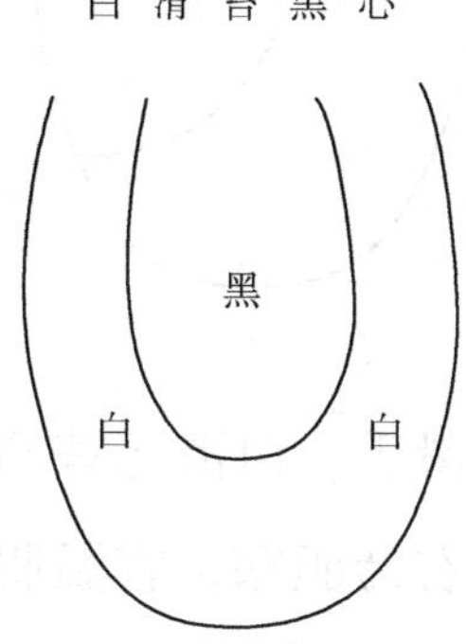

第十，白滑苔黑心舌。若刮之即净而湿润者，真寒假热舌也，宜十全辛温救补汤附子、干姜、肉桂、豆蔻、木香、陈皮、半夏、川椒、丁香、藿香。若刮不净而腻涩粗燥者，实热里证也，宜平阳清里汤《传薪集》① 方：生石膏、知母、黄芩、黄连、黄柏、暹犀角②、羚羊角、生甘草；表邪入里者亦有之，大热谵语，或食复发热，或利不止者，皆宜十全苦寒救补汤见前加减，不次急投凡言不次急投者，皆当循环连进，此家传历代经验者也，服至黑苔退净为准，迟疑难治。

① 传薪集：未查见此书。
② 暹（xiān 先）犀角：即暹罗犀角。暹罗，泰国的旧名。

半边白滑

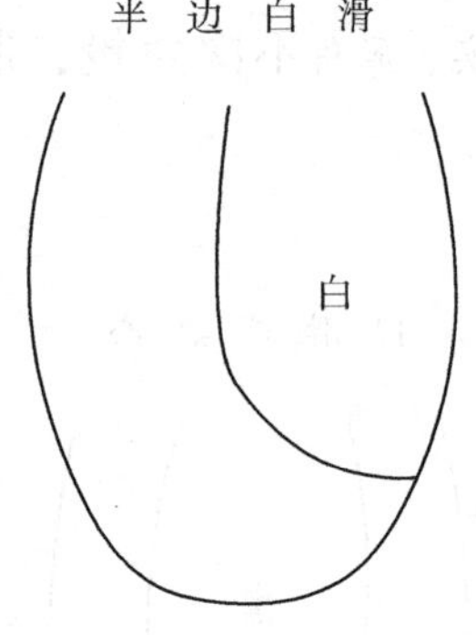

第十一，半边白滑舌。白滑无苔乃寒也。白滑在左乃肝寒，宜温肝药；在右乃胆寒，宜温胆药。然伤寒证无如此清楚之舌，旧说指为半表半里，用小柴胡加减，不知合否，余不敢妄断。

脏结白滑

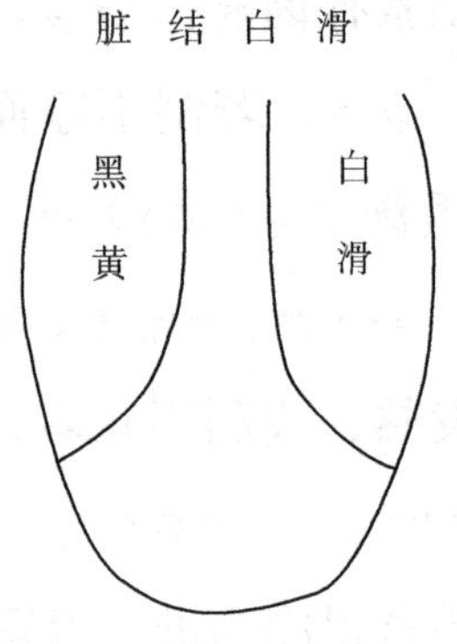

第十二，脏结白滑舌。或左或右，半边白苔，半边或黑或老黄色，邪结在脏也。旧说用黄连汤加附子，结在咽不能言语者，生脉散合四逆汤可救十中一二。家训云：历见此舌，依此等治法，十无一生凡言家训者，皆余六世祖得诸名师秘传，历代口授经验之词。白滑无苔舌，虚寒体也，感寒邪者色亦如此。若半边有黄黑苔，则寒邪已传里，郁结在脏，久而化火矣，当舍其白滑，急治其标，看某边色见老黄或黑者，即从黄黑边治。左黄黑者，邪火逼肝也，宜用胡黄连、羚羊角、犀角、青蒿、山栀、石膏、知母等药；右黄黑者，邪火逼胆也，宜龙胆草、青蒿、柴胡、石膏、知母、三黄等品。黄黑苔不论结左右，喉痛不能语言者，宜山豆根、石膏、知母、三黄、大黄、桔梗、甘草等药，对病施治，瞑眩[①]乃瘳[②]。见此舌能知治法，可保万全。

白苔黑斑

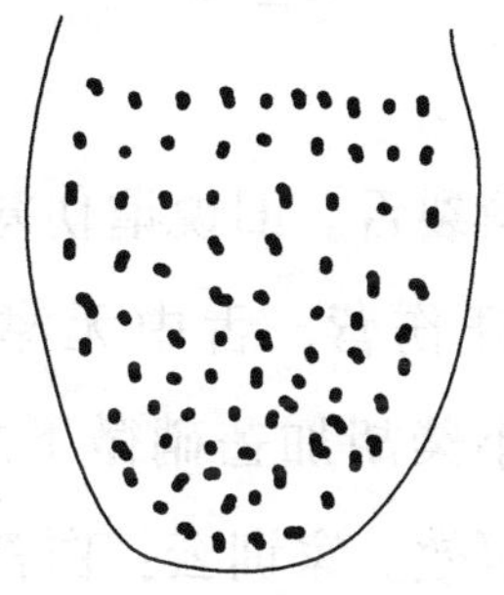

第十三，白苔黑斑舌。如刮之即净者，微湿热也，宜泻湿清热；若刮不净者底子腻涩，粗燥干苦，十二经皆实热，

① 瞑（míng 明）眩：指用药后而产生的头晕目眩的强烈反应。瞑，形容昏花迷离。

② 瘳（chōu 抽）：病愈。

阳火烧，阴将竭也，皆里证，无表证。不论伤寒传里及诸病证，见此舌者，以十全苦寒救补汤加减见第九舌，不次急投，服至黑斑退净方愈，万无一失或①偶试用凉膈散、承气汤，迟疑缓投，亦难补救。明利害者，当详酌之。旧说指白中斑点，谓水克火，仅能十救一二，谬甚。

白苔燥裂

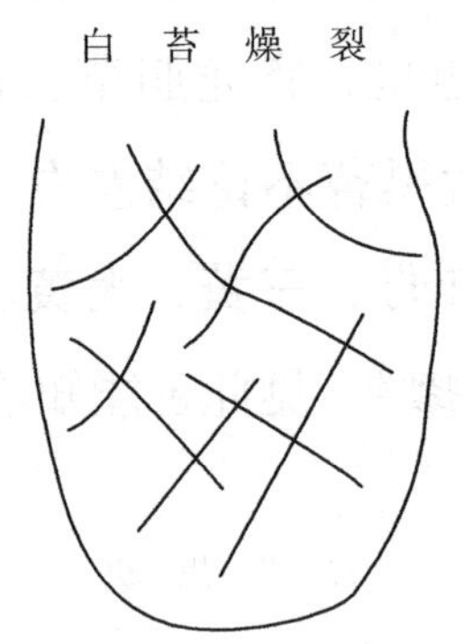

第十四，白苔燥裂舌。旧说谓伤寒胸中有寒，丹田有热，故苔白，因过汗伤营，舌中无津，故燥裂，内无实热，故不黄黑，用小柴胡加芒硝微下之。医家多主此说，然似是而非，治病罕效。家训云：白苔燥裂舌乃因误服温补灼伤真阴所致，非伤寒过汗所致也。无黄黑色者，真阴将枯竭，舌上无津，苔已干燥，故不能变显他色，脏腑有逼坏处，故舌形罅裂也。治宜大承气汤大黄、芒硝、厚朴、枳实，急下以救真阴，历试良效。

① 或：原字漫漶，据云南本、丙午本及从吾好斋本补。

白苔黑根

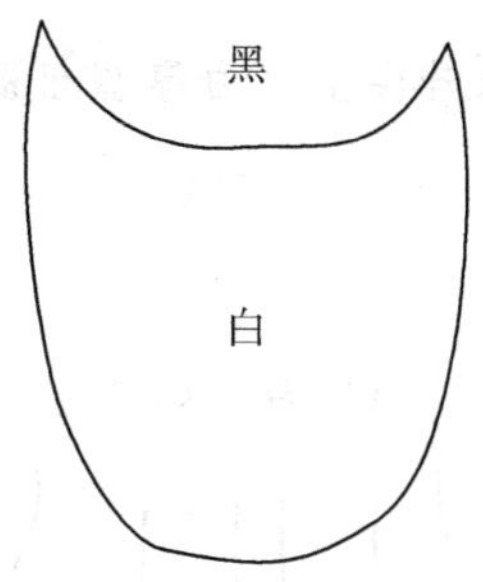

第十五，白苔黑根舌。若黑根无积腻，白苔薄滑，刮之即净，舌上多津，口不渴或渴而不消水者，真寒假热也，宜十全辛温救补汤见第十舌加减，不次急投，黑根自退，病即愈；若黑根积腻粗涩，白苔干厚，刮之不净，无津燥苦，口渴消水者，真热假寒也，宜十全苦寒救补汤加减，不次急投，黑根渐退，疾乃瘳。旧说泥于火被水克之象，固甚谬甚。

白尖黄根

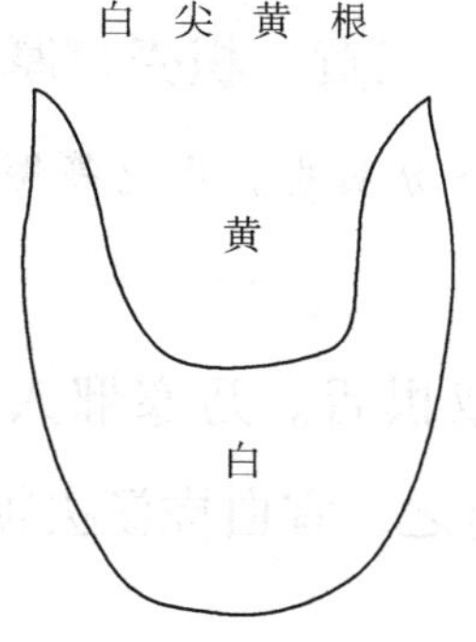

第十六，白尖黄根舌。伤寒邪初入里化火也，未可遽[①]用承气，宜大柴胡汤。若非伤寒证，则当分经辨色，干黄为热，润白为寒若尖上之白厚腻粗涩，则概作热论，专经对病，用药补偏。

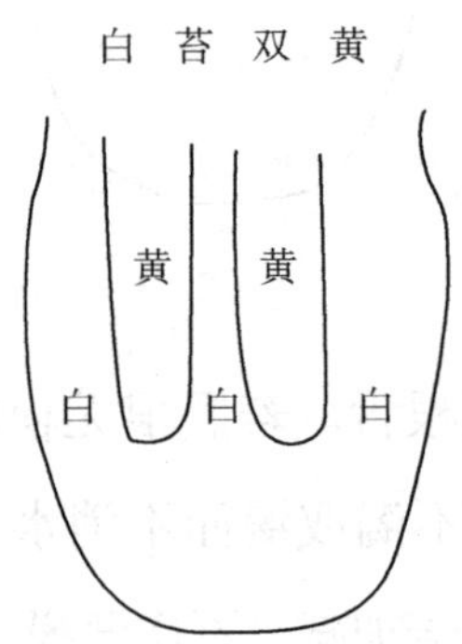

第十七，白苔双黄舌。旧说云此阳明里证也，因邪热上攻致舌有双黄，恶热转失气[②]烦躁者，大柴胡调胃承气下之。其说是也。若别证见此舌，是脾胃热而诸经无病，宜用生大黄、三黄、枳壳、厚朴等药此是白中夹黄耳，未必如图式之整齐分明也。凡此等图，当以意会之，不可拘泥。

第十八，白苔双黑舌。乃寒邪入里化火，热逼脾胃也，实热、杂证皆有之，宜白虎汤去粳米、甘草加大黄治

---

① 遽（jù 据）：急。

② 转失气：即放屁。

白苔双黑

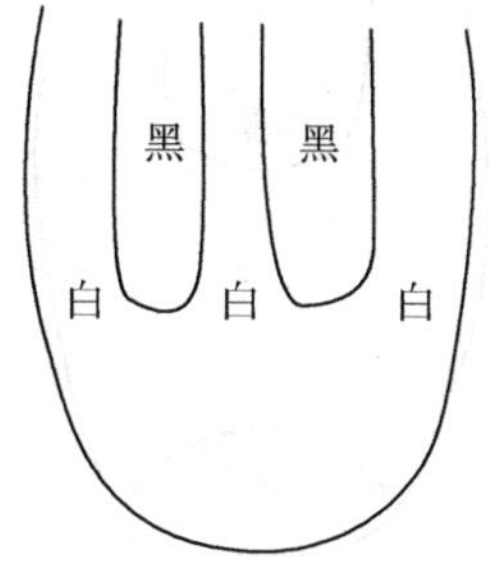

之人尚能饭①食，故去粳米，恐药力薄，故去甘草。旧说用理中汤，医家多如此，误人不少，当明辨之。

白苔双灰

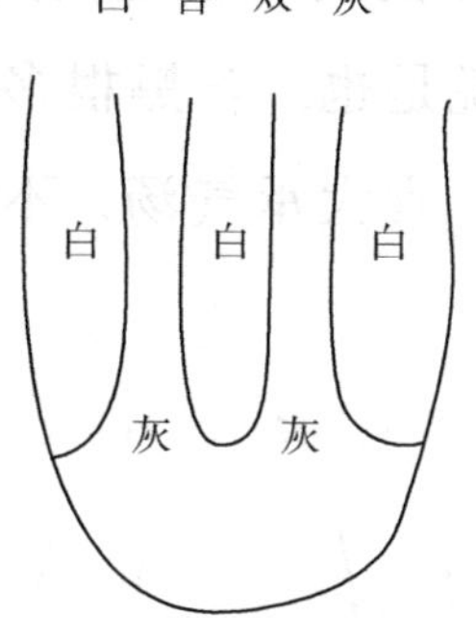

第十九，白苔双灰舌。如滑润一刮即亮净者，中寒郁滞也，宜姜、桂、附、厚朴、春砂、香附等药；如干厚无津刮不净者，乃伤寒化火，郁热攻里也，宜大承气急下，灰色退净乃愈。旧说云无津者不治，非也。

① 饭：从吾好斋本作“饮”。

白尖中红黑根

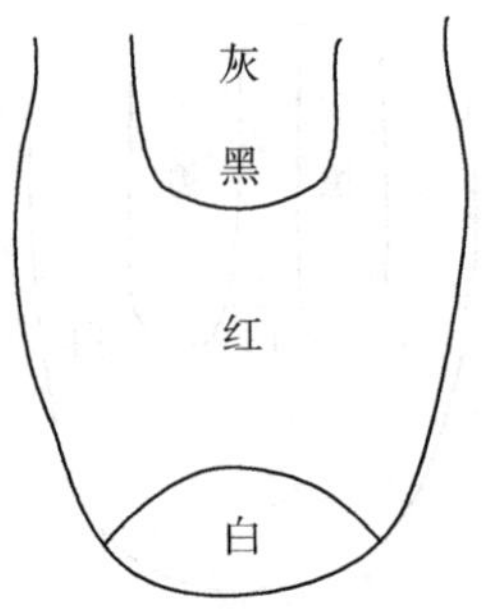

第二十，白尖中红黑根舌。如舌尖白而根灰黑少者，乃少阳邪热传腑，热极而伤冷饮也。水停津液固结而渴者，宜四苓散；自汗而渴者，宜白虎汤；下利而渴者，宜三黄解毒汤。旧说是也。若黑根多，白尖少，中鲜红或不甚红而干涩者，宜大承气汤，不次急投，黑根退净乃愈。

白苔中红

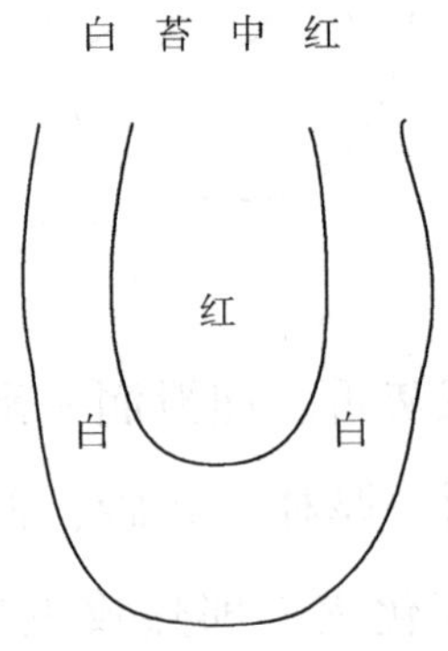

第二十一，白苔中红舌。太阳经初传也，无汗者发汗，有汗者解热。亦有在少阳者，小柴胡汤加减治之。旧

说是也。

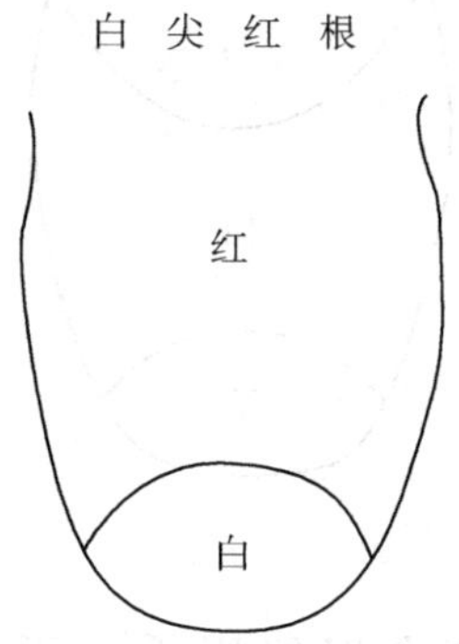

第二十二，白尖红根舌。邪在半表半里也，其证寒热往来，耳聋口苦，胁痛，脉浮弦，小柴胡汤和解之。旧说是。

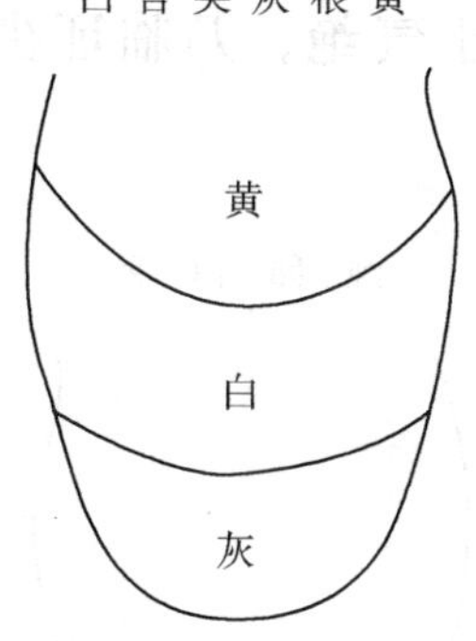

第二十三，白苔尖灰根黄舌。太阳经热并于阳明也。如根黄色间白，目黄、小便黄者，宜茵陈蒿[1]汤加减。旧说是。

---

① 陈蒿：原字漫漶，据云南本、丙午本及从吾好斋本补。

白苔尖根俱黑

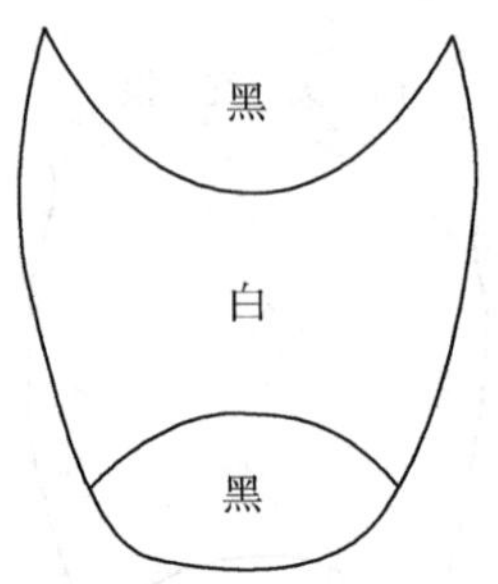

第二十四，白苔尖根俱黑舌。干厚刮不净者，乃心肾热极，脾胃真热假寒也。其证多发烧、谵语、呃逆、干呕、食物即吐、昏迷似睡而却非睡，惟十全苦寒救补汤见第九舌，不次急投，勿稍迟缓，黑色退净方愈。旧说谓金水太过，火土气绝，乃临证少、治法穷之论也，谬甚。

纯熟白舌

第二十五，纯熟白舌光滑无苔。乃气血两虚，脏腑皆寒极也，宜十全甘温救补汤见第七舌加姜、附、桂，不次急投，至白色生活转淡红乃愈。若用药迟疑，虚寒过度，即难治。伤寒证无此舌。如旧说谓冷食停积，用枳实理中汤，必致十无一生，所见多矣。

淡白透明

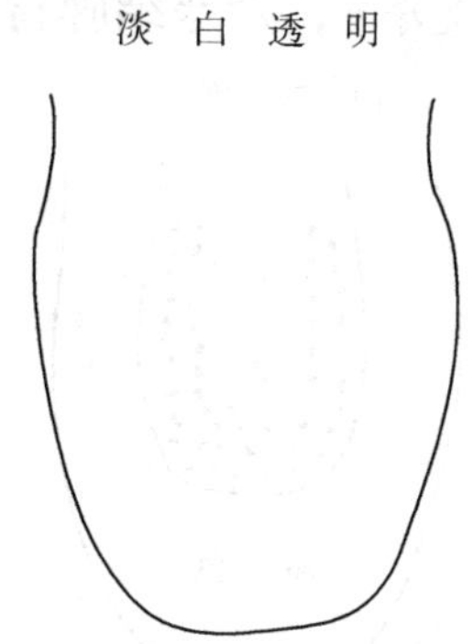

第二十六，淡白透明舌。不论老幼，见此舌即是虚寒，宜补中益气汤加姜、桂、附治之。风寒、伤寒证均无此透明之舌。透明者，全舌明净无苔而淡白湿亮。间或稍有白浮涨，似苔却非苔也，此为虚寒舌之本色。若感寒邪者，有薄浮滑苔，故云伤寒无此舌以上二者为虚寒白舌之准。

白苔弦淡红

白苔

淡红

第二十七，白苔弦淡红舌。其白苔薄滑者，在表证为邪初入里，丹田有热，胸中有气，乃少阳半表半里证，宜小柴胡汤、栀子豉汤。旧说是也凡邪在半表里者，多宜散表防里。若里证见此舌白苔一刮即光净者，乃寒结脾胃也，宜理中汤。

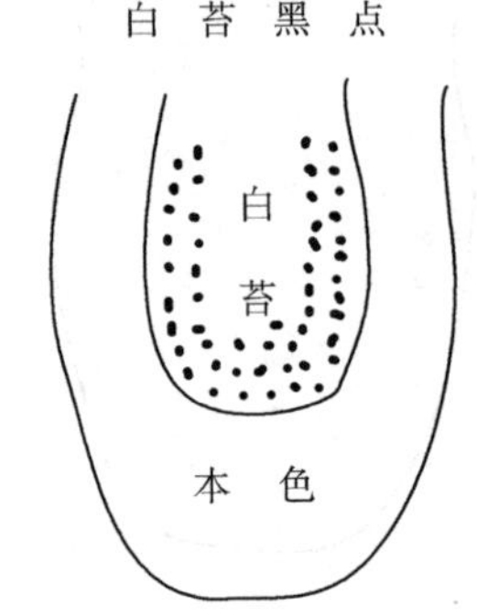

第二十八，白苔黑点舌。伤寒白苔中黑小点乱生，尚有表证者，其病来之虽恶，宜用凉膈散微表之连翘、栀仁、大黄、甘草、朴硝、条芩、薄荷、竹叶，表退即当下，用调胃承气汤。旧说是也。若里证则仿第十三舌。

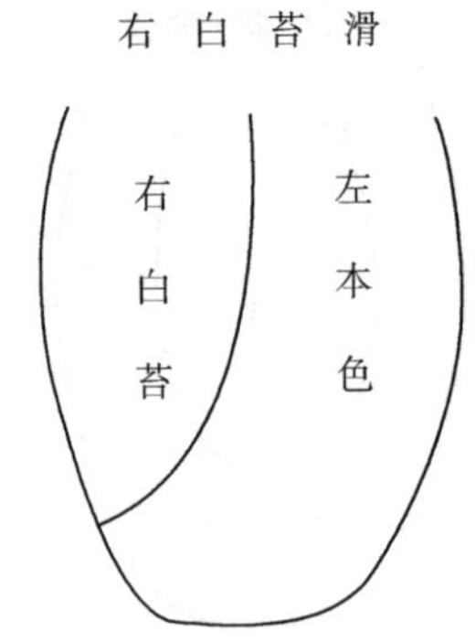

第二十九，右白苔滑舌。病在肌肉，邪在半表半里，必往来寒热，宜小柴胡汤和解之。旧说是。

左白苔滑

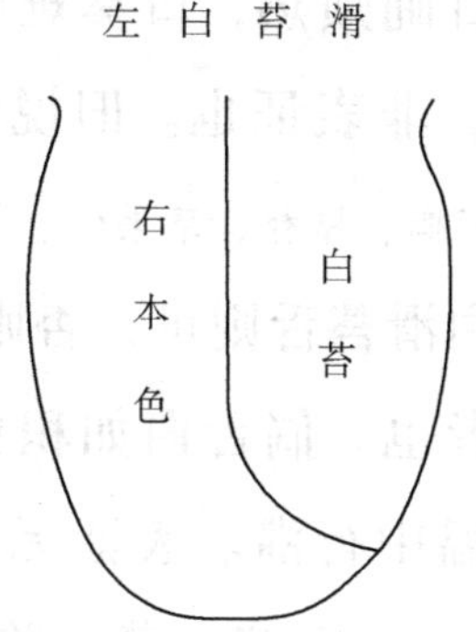

第三十，左白苔滑舌。此脏结之证，邪并入脏，最难疗治。若属阳证，口渴腹胀，喜饮冷者，宜承气汤下之。若阴结，口渴而不喜饮冷，胸中痞满者，宜济川煎当归、川芎、苁蓉、泽泻、升麻、枳壳。旧说是也。

遍白舌

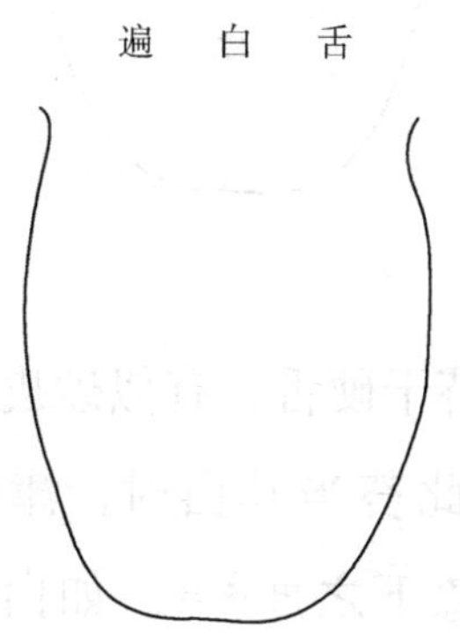

第三十一，遍白舌。如全舌光白无苔，则虚寒也。

如淡白兼微红无苔，则无病人也。若瘟疫见此舌，则舌上必有烟雾，白色盖满，而有恶寒发热，胸脘[①]不清，或呕吐，头痛身痛，日晡烦热，口臭难闻等证，宜以十全苦寒救补汤急投之，非表证也。旧说云，疫邪在表，用达原饮二剂而安者槟榔、厚朴、草果仁、知母、白芍、黄芩各一钱，甘草八分，或是白滑苔舌则可，否则谬，盖辨色未明，懵然[②]施治而偶中者也。倘舌白如积粉遍布，滑而不黄者，乃寒滞也，宜温中行滞。表证无此舌。旧说云，邪在胃家，又三阳表证，用柴、葛、羌活，里证加大黄，俱谬。

白苔干硬

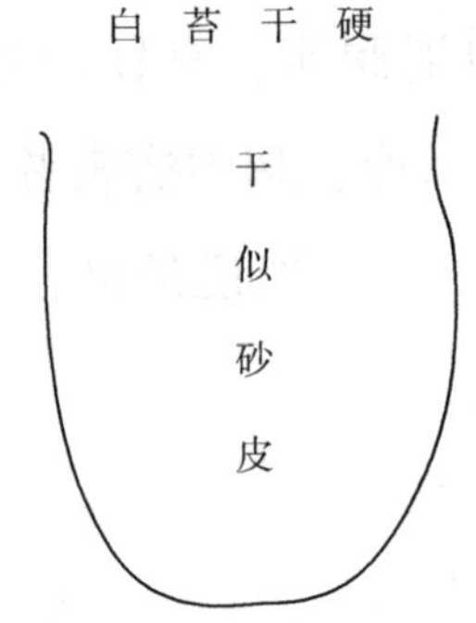

第三十二，白苔干硬舌，有似砂皮一名水晶苔。凡厚白苔本能变黄色，若此苔当其白时，津液已干燥，邪虽入胃，不能变黄，宜急下之用承气。如白苔润泽者，邪在膜

① 脘：原作“腕”，据文义改。下同。
② 懵（měng猛）然：不明貌。懵：昏昧无知。

原也，邪微苔亦微。邪毒既盛，苔如积粉满布，此时未敢遽下。而苔色不变，口渴喜饮冷者，服三消饮即达原饮加大黄、羌、葛、柴胡、姜、枣，次早即显黄色。旧说是。

黄舌总论

黄苔舌，表里实热证有之，表里虚寒证则无。刮之明净即为无病必须清洁光明见淡红润泽之底，凡言净者，皆仿此，刮之不净均是热证刮后仍留粗涩垢腻如薄浆糊一层者，或竟刮不脱者。浅黄腻薄者，微热也；干涩深黄腻厚者，大热也；芒刺、焦裂、老黄或夹灰黑色者，极热也。黄苔见于全舌，为脏腑俱热，见于某经，即某经之热。表里证均如此辨，乃不易之理也。治里证分经辨准，对病用药，必不差讹[1]。表证风火暑燥皆有黄舌，惟伤寒邪在太阳、少阳时，均无黄苔，待邪传阳明腑，其舌必黄，初浅久深，甚则老黄或夹变灰黑，其证多大热大渴，或无汗，或自汗，谵语，痞结，咽干目暗，大小便秘，衄血吐血，蓄血如狂，自利清水不等，以舌脉相较，审证无误。若邪火里逼，实热里结诸危证，其脉往往伏、代、散乱，奇怪难凭重病久病亦然，更有轻病而脉即伏[2]乱者，则当舍脉凭舌，专经急治，斯为尽善。若泥于火乘土位，故有黄苔之说，迂执[3]误人矣。

---

① 讹（é 鹅）：错误。

② 伏：从吾好斋本作"散"。

③ 迂执：迂腐固执。

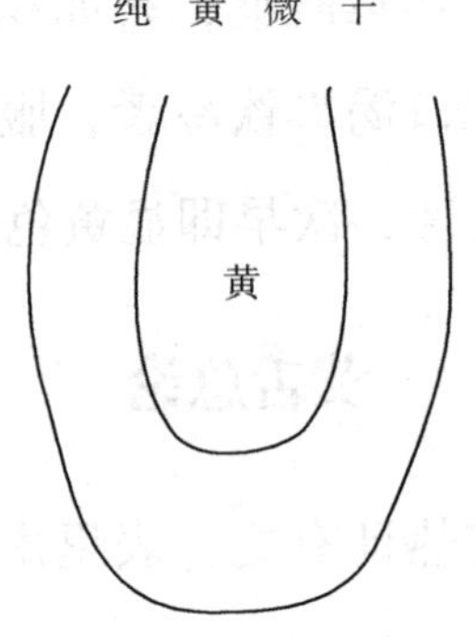

第三十三，纯黄微干舌。伤寒传经至阳明腑，寒邪已化火，故舌中尤黄，其证多大热、大渴、谵语不等，宜白虎汤，不次急投，至黄苔渐退乃愈。若辨舌不准，过于迟疑，邪必传入更深也。如杂病里证见此舌者，是脏腑皆热，宜三黄承气酌用。

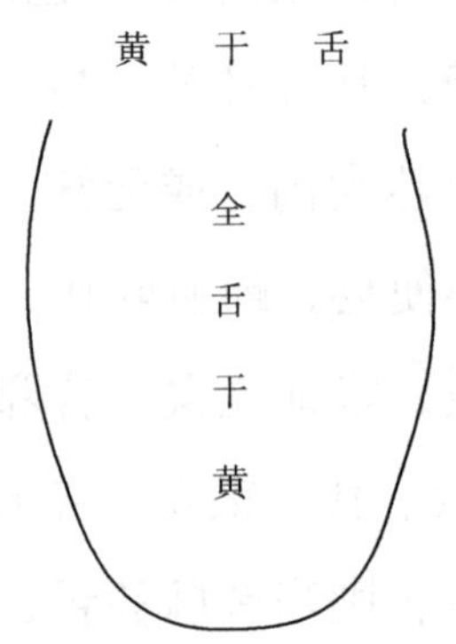

第三十四，黄干舌。全舌干黄，脏腑均大热，有病皆属里证无表证。不论伤寒、杂证，见此舌即为实热，宜十全苦寒救补汤见第九舌，不次急投。虽大热、喘躁、频泻亦不虑，以服至黄退色润为愈，十无一失。旧说云，下后脉静者生，大热喘躁者死，是未知舍脉凭舌之法，又不敢连用苦寒，何以望生？

黄苔黑滑

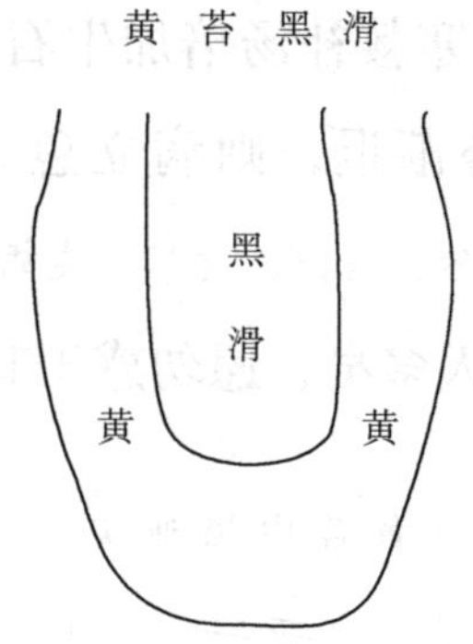

第三十五，黄苔黑滑舌。其黑滑在中者，均阳明胃里证无表证，宜白虎汤去粳米加三黄，不次急投，至舌净而止。如大便闭则加大黄大便不闭，未可急下。旧说谓下后身凉脉静者生，大热脉躁者死，舍舌执脉，以判生死，实因阅历未深，欺己欺人耳。

黄苔黑斑

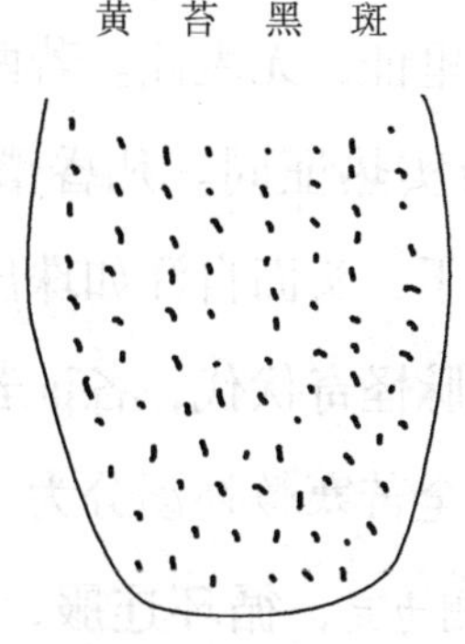

第三十六，黄苔黑斑舌。在杂病为脏腑实热，在伤寒为邪传阳明，转入三阴，其证或大热大渴，谵语狂乱，口燥咽干，循衣摸床，身发黄黑斑不等。医书多云不治。如见此舌，即用十全苦寒救补汤倍加生石膏，限定时刻，不次急投，服至黄黑苔渐退，则病立愈。旧说治谵语发斑者，用升阳散火汤人参、当归、黄芩、柴胡、麦冬、白术、芍药、陈皮、甘草、茯苓，误人多矣，愿勿惑于其说。

黄苔中黑通尖

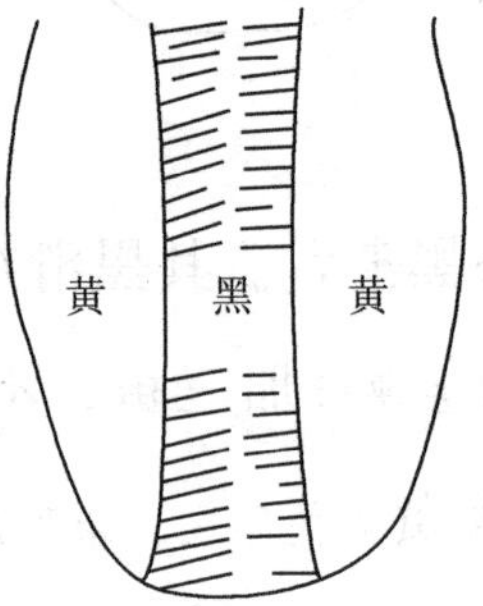

黄　黑　黄

第三十七，黄苔中黑通尖舌。乃心、肺、脾、胃、肾、大小肠均热极也，皆里证，无表证。若两感伤寒见此舌，则邪已入阴矣，治法与实热证同。凡昏懵，或恶寒，或不恶寒，口干苦，齿燥咽干，头面自汗如珠出，至颈而止，大小便秘，下利臭水，六脉怪奇伏代，各证若见此舌，医书俱云难治、不治。然用十全苦寒救补汤分为三黄白虎汤、大承气汤、白虎汤三剂分之则力足，循环连服，不次急投约一个时辰内，三剂各饮一服，如舌中黑渐退，则可略疏，至黑苔退净乃愈此舌多为危病，能对证用药，十可救七。旧说用调胃承气，又不急投，十中恐难救一。

黄尖舌

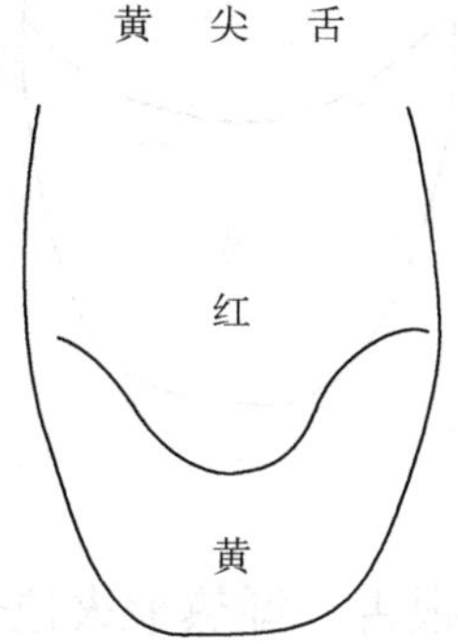

第三十八，黄尖舌。邪热初传胃腑也，宜调胃承气汤大黄、芒硝、甘草。如脉浮恶寒，表证未尽，则宜大柴胡汤两解之。旧说是也。

黄苔灰根

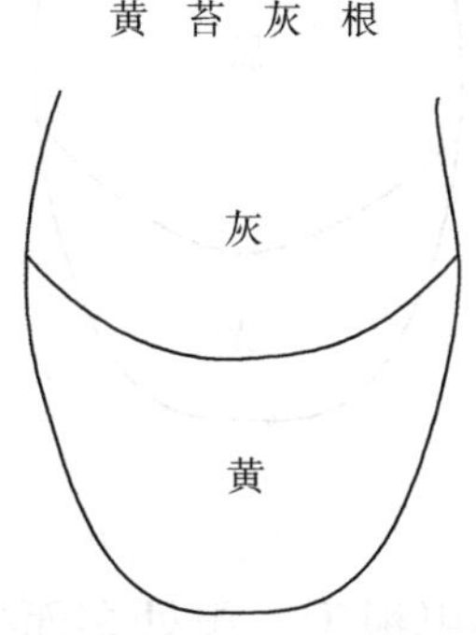

第三十九，黄苔灰根舌。虽比黑根少轻，其实里热已急。如脉沉有力而不烦躁直视者，宜大柴胡加减治之；如烦躁直视，宜大承气下之。旧说是也，惟只举一端耳。

黄尖红根

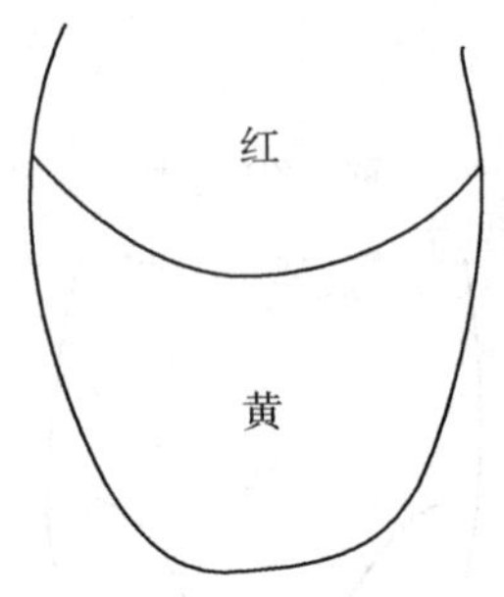

第四十，黄尖红根舌。湿热乘火位也。瘟热初病多有此舌，宜凉膈散连翘、大黄、芒硝、甘草、栀子、黄芩、薄荷、竹叶、解毒汤黄芩、黄柏、黄连、山栀等药消息[①]治之。旧说是也。

黄尖黑根

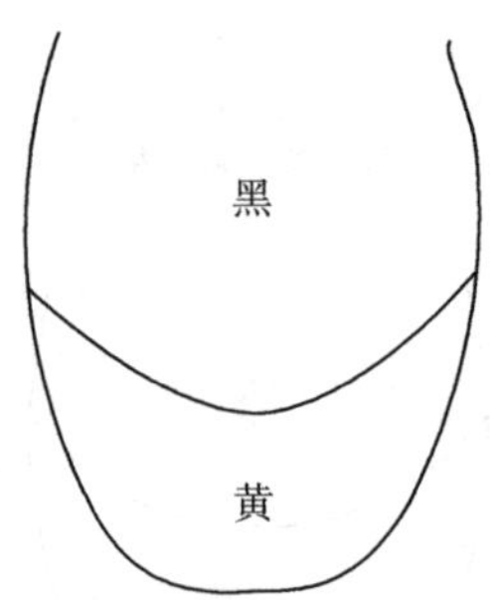

第四十一，黄尖黑根舌。黑处多而尖尚黄，是各经皆极热，而心经尚未极也。不论何病，皆属里证，即用苦寒救补汤分单间服以大承气另为一单也，不次急投，以服至黑根退净

① 消息：增减。

为准，病即愈，可保万全。若畏用苦寒，虽胃气未竭，亦必转瞬而绝也，如旧说之迂，甘心坐视，见死不救矣。

黄苔黑刺

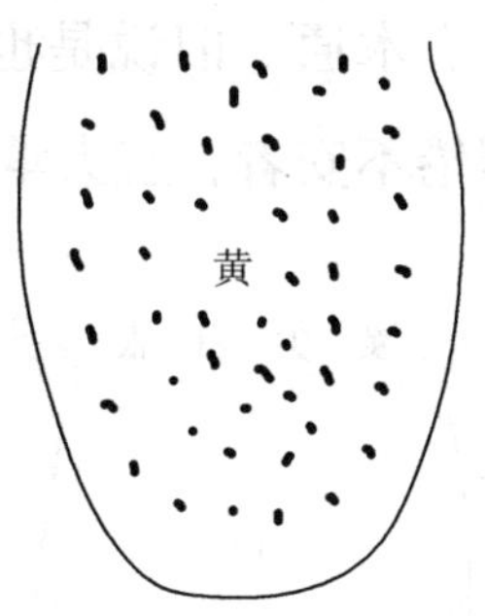

第四十二，黄苔黑刺舌。脏腑极热也，不论何病在杂病为实热里结，在伤寒为邪已传里，均宜白虎汤及大承气汤循环间服，至苔刺退净乃愈。旧说用调胃承气，仅微下之而不敢连投苦寒，脏腑必坏。逡巡[1]亦足误人。

黄大胀满

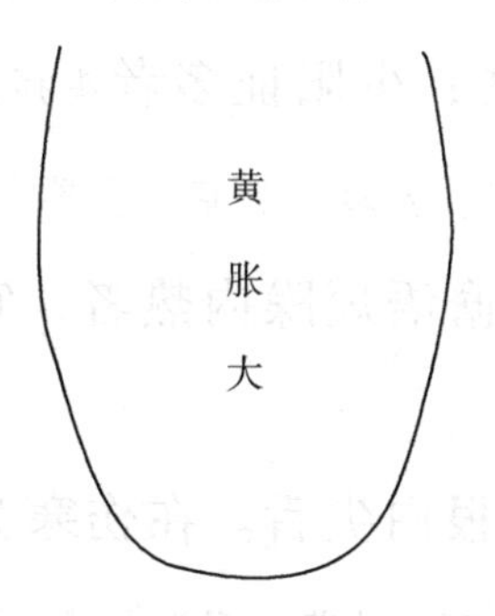

---

① 逡（qūn 囷）巡：拖延。

第四十三，黄大胀满舌。阳明胃经湿热也，其证为眼黄身黄、便闭烦躁者，宜茵陈蒿汤茵陈蒿先煎，栀子、大黄后入；若小便不利而发黄者，宜四苓散茯苓、猪苓、泽泻、白术加茵陈、栀子、黄连、木通。旧说是也。如无上各证而发热烦躁、胸中满、困倦不安者，宜大承气。

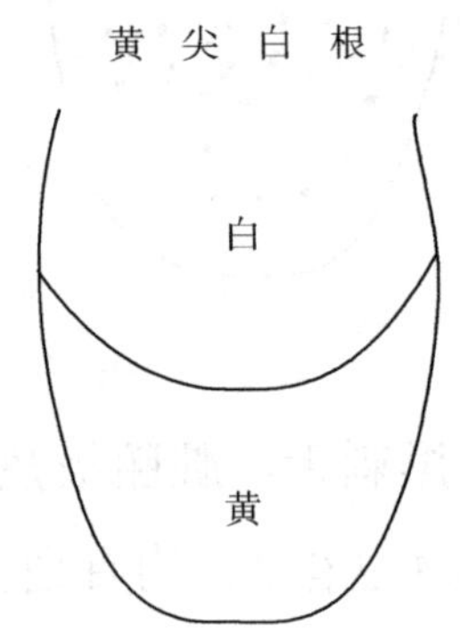

第四十四，黄尖白根舌。伤寒少阳胆经传阳明腑病也。若阳明证多者口苦咽干，腹满微喘，发热恶寒，脉浮紧，宜大柴胡汤见第五舌；少阳证多者头痛，发热，脉弦细，宜小柴胡汤柴胡、黄芩、人参、甘草、生姜、半夏、大枣。若胸烦外热者，勿用参；如谵语烦躁内热者，宜调胃承气汤。旧说是也。

第四十五，黄根白尖舌。在伤寒为表邪少而里邪多也，宜益元散滑石六两、甘草一两为末，加辰砂少许与凉膈散见四十舌合用。如阳明无汗、小便不利、心中懊烦者必发黄，宜茵陈蒿汤见前。旧说是也。如大便难、胸中闷、睡时多

黄根白尖

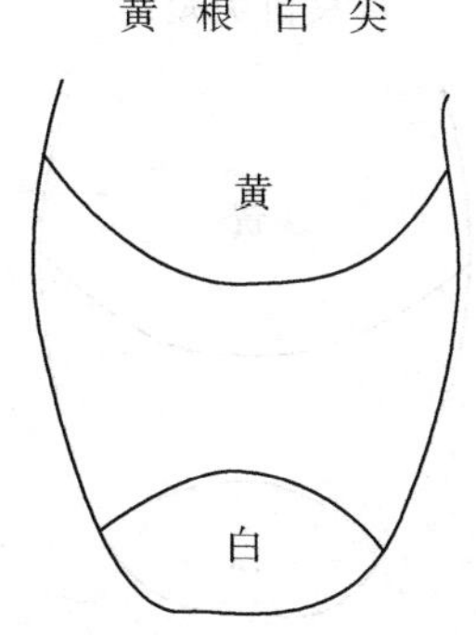

梦者，里证实热也，宜调胃承气汤。

黄根灰尖

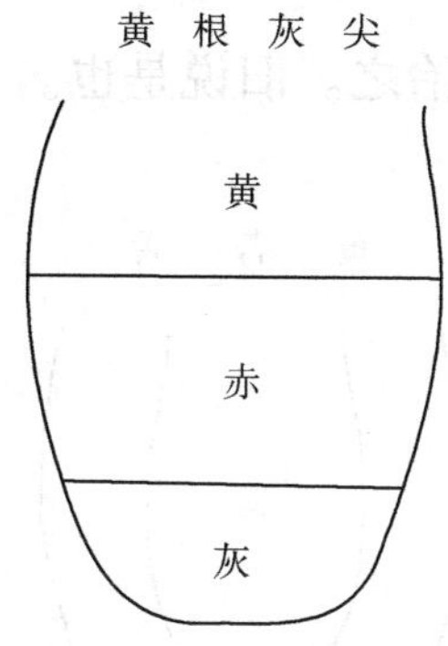

第四十六，黄根灰尖舌。如不吐不利，心烦而渴者，胃中有郁热也，宜调胃承气见三十八舌加黄连灰色在尖，舌尖属心，故兼清心。旧说是也。

黄根白尖短缩

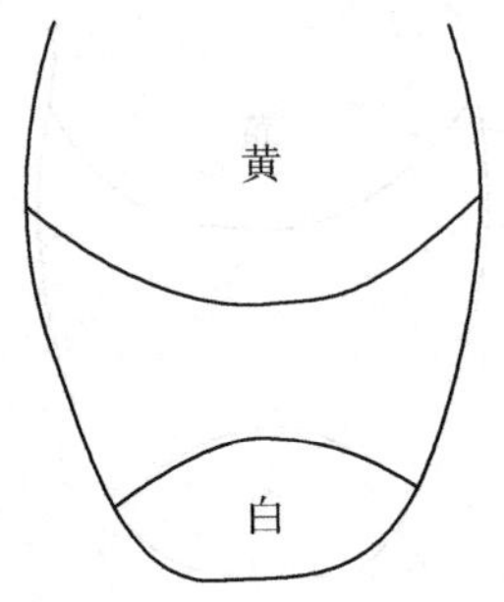

第四十七，黄根白尖短缩舌。短而硬，不燥不滑，但不能伸出，其证多谵语烦乱，乃痰夹宿食占据中宫也，宜大承气加生姜、半夏治之。旧说是也。

黄　苔　舌

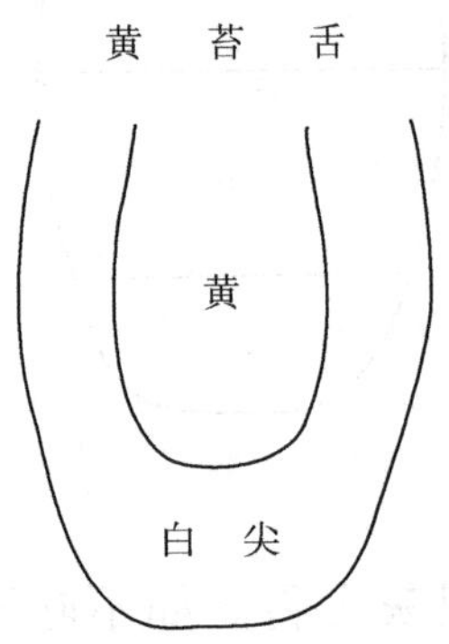

第四十八，黄苔舌。如伤寒见尖白根黄，则表证未罢也，宜先解表，然后攻里；如大便塞者，宜凉膈散见四十舌；小便涩者宜四苓散、益元散合用加木通。旧说是也。

若杂病[1]见此舌，色黄结实者，均属实热里证，宜分经审病，用苦寒药凡黄舌皆为实证、热证，无虚证、寒证，辨舌者当知之。

初病微黄

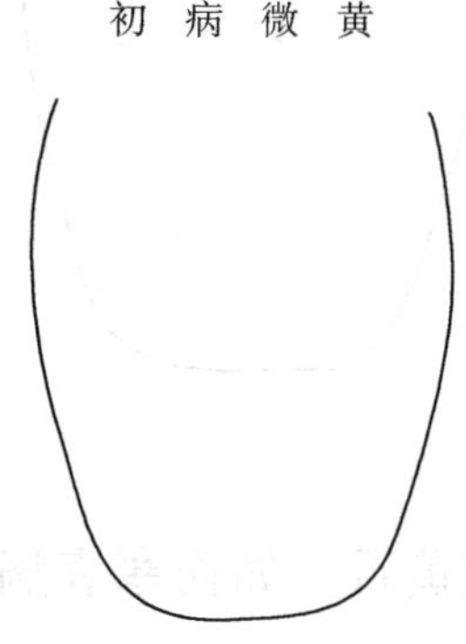

第四十九，初病微黄舌。伤寒初病失汗谓当用表散之时，失误未表也，表邪入里见此舌者，每发谵语，宜并用双解散防风、荆芥、连翘、麻黄、薄荷、川芎、当归、白芍、白术、山栀、黄芩、石膏、桔梗、甘草、滑石，解表兼解里，和血复调气，故曰双解散。本方加大黄、芒硝名防风通圣散，治表里俱实热，河间方也、解毒汤见四十舌，汗下兼行。旧说是也。若邪传入深及杂病里证见此舌，均为实热，宜白虎三黄等汤。

① 病：从吾好斋本作“证”。

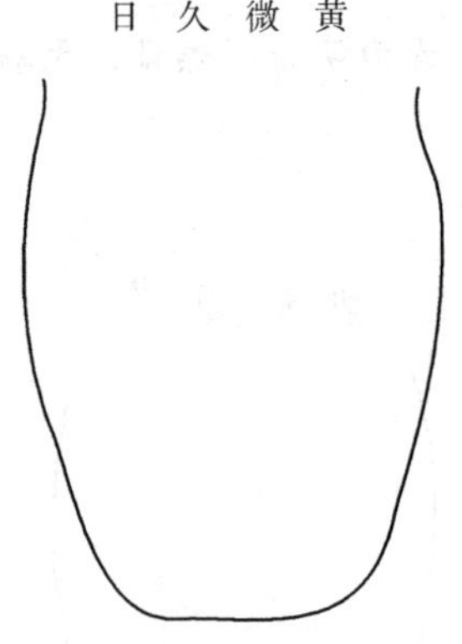

第五十，日久微黄舌。如伤寒表病未罢者，宜小柴胡汤合益元散；若微黄而兼腻者，宜大柴胡汤下之；若身目俱黄者，热湿也，宜茵陈汤，表里并除。旧说是也。如杂病里证见此舌者，均为实热。如黄色一刮极净者，为无病，可以勿药。

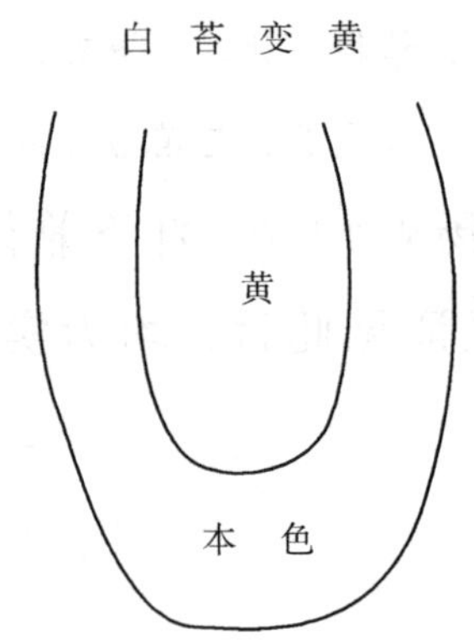

第五十一，白苔变黄舌。伤寒表邪，失于汗解，初传入阳明，寒邪已化火，其证多大热大渴，宜竹叶白虎汤生石膏、知母、竹叶，从阳明经发汗清解之，自愈。此邪在半表半里，不可骤下。如旧说急下[①]之，必致陷胸矣。如全舌皆变黄而苔涩，则宜大承气汤以[②]下之。望舌者宜留意，勿误。

黄苔白弦

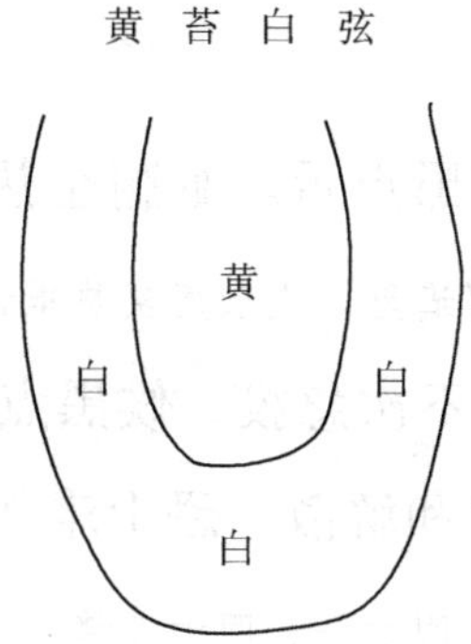

第五十二，黄苔白弦舌。此舌常有黄在中，脾胃热也；白在弦，别经无热，或有寒也白滑无苔为寒，若干厚或涩，则亦热，为病尚轻。如感热邪表证，宜凉散之。若杂病实热里证，宜清凉脾胃。旧说专指烦渴呕吐表证，则迂矣上二条当与第五，第十六、十七，第四十四、五，第四十八、五十四诸条参看。

---

① 下：原字漫漶，据云南本、丙午本及从吾好斋本补。
② 以：原字漫漶，据云南本、丙午本及从吾好斋本补。

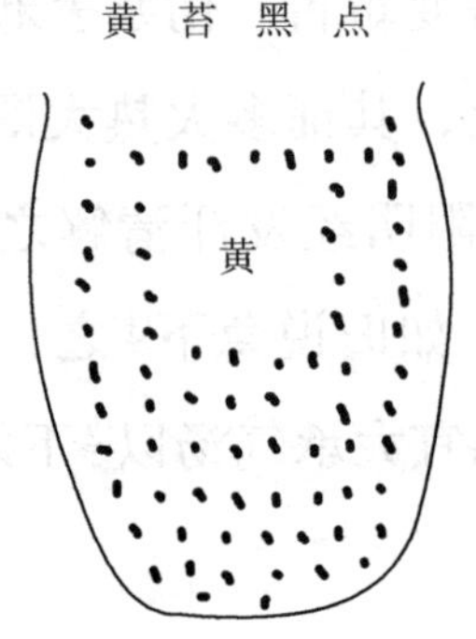

第五十三，黄苔黑点舌。脏腑全热也，不论何病或伤寒传里化火，或感暑热邪逼里，或杂病实热里证，均宜白虎汤去粳米与大承气汤间服，不次急投，候黑点退净方愈。若旧说投调胃承气后，即进和解散，恐十难救一也与第三十五、三十六、三十七、三十九、四十一、四十二诸舌互考。

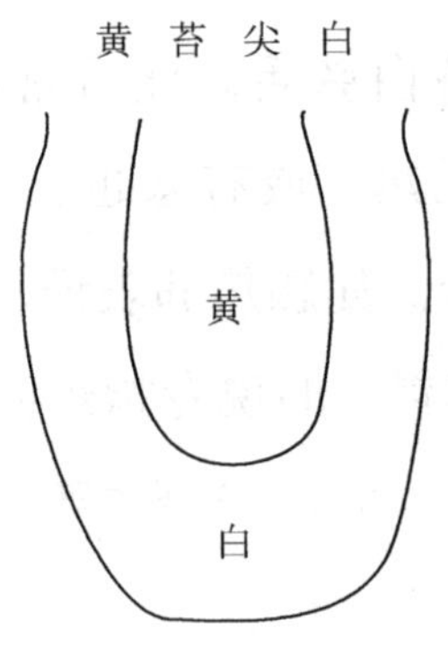

第五十四，黄苔尖白舌。如表证未去，宜先解表，后攻里。如大便秘宜凉膈散，小便不利宜四苓散加木通、车

前。旧说是也。若杂证，见舌中黄为脾胃热，舌根黄为肾肠俱热，宜白虎汤加大黄凉泻之黄苔退净，舌尖之白即返红色，本治则末亦治也。与第四十八、五十二两舌参看。

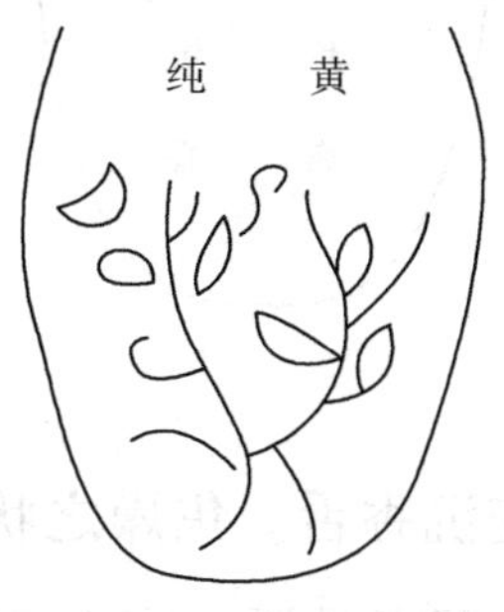

第五十五，黄苔生瓣舌。苔黄而涩，中有花瓣形者，热入胃腑，邪毒深矣，心火烦渴，宜大承气急下之。身黄如橘、目黄如金者，宜茵陈汤。如下焦蓄血者，宜桃仁抵当汤热在下焦，少①腹硬满，瘀血在里，小便自利，屎硬，如狂，善忘诸症宜之。大黄、生地、归尾、桃仁、穿山甲、元明粉、桂心。蓄水在胁内肿胀者，宜十枣汤芫花（醋炒）、甘遂（面煨）、大戟（蒸晒）、大枣（先煮）。结胸甚者，宜大陷胸汤伤寒当②表而误下之膈痛烦躁、心下硬而痛者③为结胸，用大黄、芒硝、甘遂，先煮大黄。有痞血者，宜大黄泻心汤大黄、黄连。旧说尽善诸方皆

---

① 少：从吾好斋本作“小”。
② 当：原字漫漶，据云南本、丙午本及从吾好斋本补。
③ 者：原字漫漶，据云南本、丙午本及从吾好斋本补。

重剂，勿妄用，须熟于伤寒，随证详审。

黄变沉香色

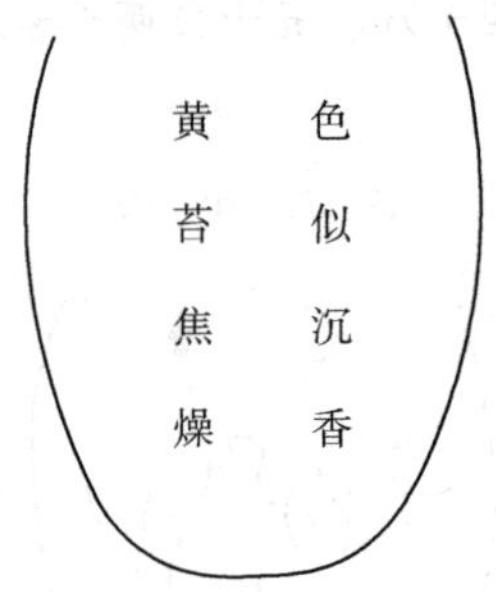

第五十六，黄变沉香舌。焦燥之状也。若热甚，则全舌将变黑，生芒刺，邪毒最深，宜三消饮见三十二舌加重大黄，或以大承气下之后，酌用养营诸汤见后。旧说是。

根中渐黄

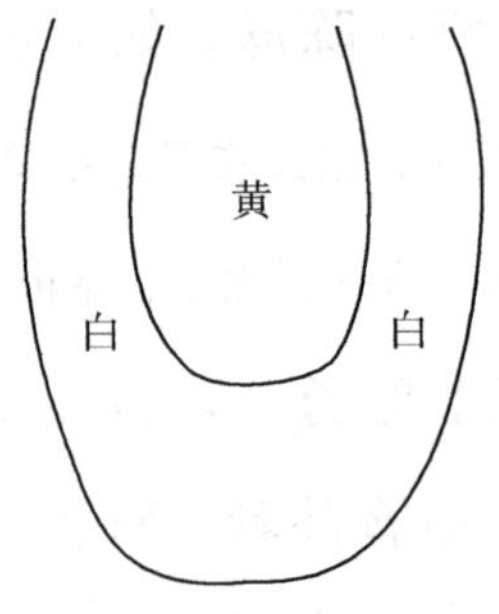

第五十七，根中渐黄舌。外有白厚苔，热邪传入膜原也。舌根渐黄至中央，邪初入胃也。如有疫症，已传三阳，宜达原饮见三十一舌。如胸膈满痛、大渴烦躁者，伏邪内攻也，宜急用三消饮下之。如既下后，大便燥结又难再攻者，宜清燥养营汤知母、花粉、当归、白芍、陈皮、地黄汁、甘草、灯心。疫为热病，暴攻之后，余邪未尽，阴血未复，不可遽补，致生异证。凡阴枯血燥者宜此汤①或承气养营汤即小承气加知母、当归、白芍、生地，治伏邪未尽②，攻补两难者。如痰壅不清，胸闷胁胀者，宜蒌贝养营汤知母、花粉、贝母、瓜蒌、霜橘红、白芍、当归、苏子、生姜，如痰中带血，加藕节、茅根。旧说是也与第五十一、五十二参看。

黑舌总论

凡舌苔见黑色，病必不轻，寒热虚实各证皆有之，均属里证，无表证也。在伤寒病，寒邪传里化火则舌苔变黑，自舌中黑起延及根尖者多，自根尖黑起者少。热甚则芒刺、干焦、罅裂，其初必由白苔变黄，由黄变黑，甚至刮之不脱。湿之不润者，热极伤阴也。病重脉乱，舍脉凭舌，宜用苦寒以补阳火之偏，急下以救真阴之弊。在杂病，见黑苔皆因实热伤里也，亦惟连泻炽火，毋使枯竭。若虚寒而舌黑者，则必湿滑无苔多津，口不苦，唇不燥，无朱点，无芒刺，无罅裂，刮之明净，如水浸猪腰，有淡淡瀜瀜③之形，是脏腑极寒之舌也，宜用十全辛温救补汤《传薪集》。亦有真寒假热证而见黑舌者，其舌必全黑而不分经，且必由淡白之时忽然转黑，

① 此汤：原字漫漶，据云南本、丙午本及从吾好斋本补。
② 伏邪未尽：原字漫漶，据云南本、丙午本及从吾好斋本补。
③ 瀜（róng 融）瀜：水深广的样子。此指舌色浅淡如水的样子。

其初无变黄之一境，约略望之，似有焦黑芒刺干裂之状，然刮之必净，湿之必润，环唇皆白而不红焦，寒结在脏也。其证亦周身大热，烦躁恶衣被，与实热邪火证相似，实则中宫寒极，阳气尽发于外也，口大渴，喜冷饮①水却不多，与实热诸证略异，外假热而里极寒也。患此假证之人，必烦乱昏沉，六脉必迟弱无力，大便结，常欲下而不下，宜甘温救补汤甘温除大热之法也。更有阴虚肾水亏而舌黑者，颇似寒舌之光亮无苔，又似热舌之焦干无津，详细审察，乃可无误其病状必不同，宜参看《医学答问》卷二"辨阴火内伤篇"，治宜六味地黄汤加减急投然阴虚内伤之舌，大都绛色无苔。若肾绝舌黑过尖，言归于命，别无治法有烟瘾之人常多黑舌，看法当比平常病人之黑舌减一二等算。又有误食物而染黑者，宜明辨之。

纯黄黑苔

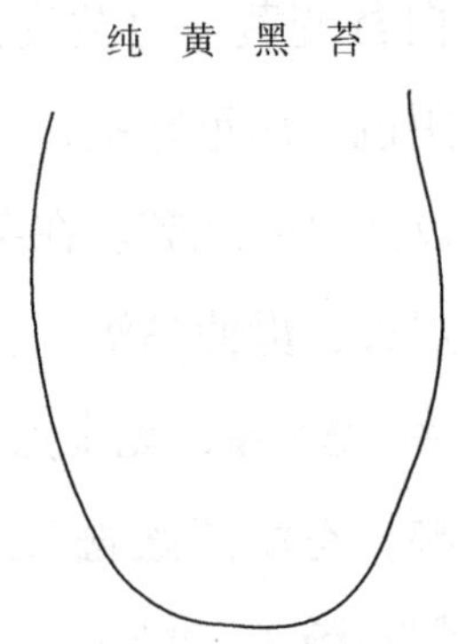

第五十八，纯黄黑苔舌。乃实热已极，逼伤真阴也。

① 冷饮：从吾好斋本作"饮冷"。

不论何病何脉均里证，无表证，病人气血不舒，脉多伏乱难凭，确见其舌纯黄兼黑，苔厚干涩，刮不净谓底子不清洁光明，不显淡红润泽之色也或刮不脱者，即用破格三黄白虎汤黄芩、黄柏、黄连、生石膏、知母，均破格重用也与大承气汤大黄、芒硝、厚朴、枳实，循环间服，不次急投，服至黑苔退净，则立效。若旧说云，火极似水，脏气已绝，脉必代结，一二日中必死，是泥于五行，拘于六脉，罔[1]知补救，误人多矣。

黑苔瓣底红

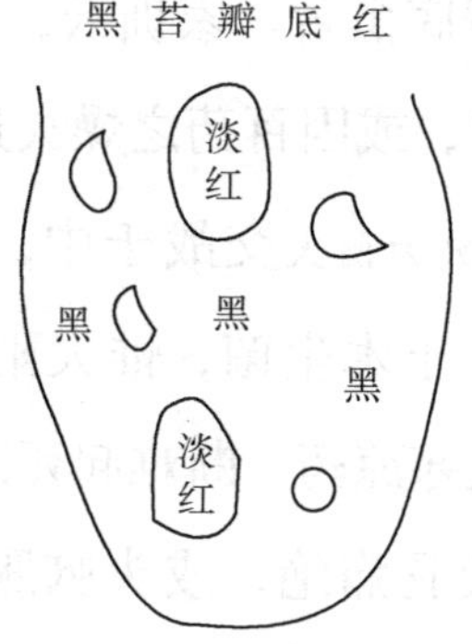

第五十九，黑苔瓣底红舌。脏腑热甚，灼血销津也。多因实热人误服温补燥药，逼伤阴血，故瓣底见淡红。其证口开目闭，烦躁谵语，狂妄便闭不等，勿论脉之伏代怪奇，即用破格三黄白虎加暹罗真犀角与大承气汤，循环间服，不次急投，黑瓣脱净方愈。若旧说仅以承气下之，而不敢重用苦寒急凉血分，知其一不知其二，救人安能救彻乎？

---

① 罔（wǎng 网）：不。

黑苔瓣底黑

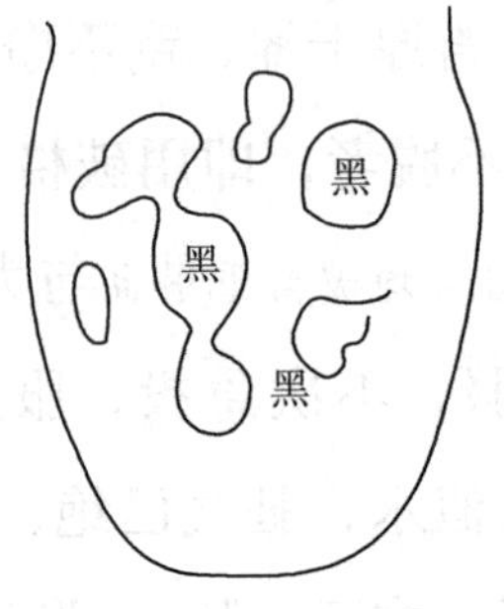

第六十，黑苔瓣底黑舌。家训云，此乃脏腑实热已极，或因六气之燥火侵淫，或因百药之燥火逼迫，燥火与阳火病人素有实火曰阳火，虚火为阴火交战于中，熏蒸于上，而成此舌。犹之当暑炎热，土木生菌，惟大雨时行，即自销[①]灭，可知舌有黑瓣，非大寒凉药，断难起死回生。此证多大热大渴，口开吹气，或绞肠痛绝，或头脑胀痛求死，或口噤不言，或浑身发臭难闻，或猝[②]然仆地，不省人事，双目直视不等。不论见何怪脉，舍脉凭舌，看黑瓣尚未敷满，仍可救治。急用十全苦寒救补汤生石膏八两（研粉），生知母六钱（去毛），黄柏四钱，黄芩六钱，黄连、生大黄、芒硝各三钱，生陈厚朴一钱，生枳实钱半，暹犀角尖四钱，四倍石膏或分为三黄白虎汤及大承气汤，用两罐煮之，不拘时刻，不次急投凡言不次者，皆不限定剂数，须轮流急灌，服至黑瓣渐退，舌底渐红，则病愈。知此法

---

① 销：除去。
② 猝（cù促）：突然。

者，虽危不死。倘不明利害，忌服苦寒，或不敢多服，必死无疑，别无救法也。如旧说云，见此舌不可用药，虽无恶候，脉亦暴绝，不治，此拘于切脉，无知妄断，医家卸肩之积习耳余于辛卯①七月，道出清江浦②，见船户数人同染瘟病，浑身发臭，不省人事。医者俱云不治，置之岸上，徐俟其死。余目击心悯，姑往诊视，皆口开吹气，舌则黑苔黑瓣底，其亲人向余求救，不忍袖手，即教以用十全苦寒救补汤，生石膏加重四倍，循环急灌，一日夜连投多剂，病人络续③泻出极臭之红黑粪，次日舌中黑瓣渐退，复连服数剂，三日皆全④愈。是时清江疫疠大作，未得治法辄数日而死。有闻船户之事者，群来求治，切其脉皆怪绝难凭，望其舌竟皆黑瓣底，均以前法告之，其信者皆二三日即愈，其稍知医书者，不肯多服苦寒，仍归无救。余因稍有感冒，留住十日，以一方活四十九人，颇得仙方之誉。

满黑刺底红

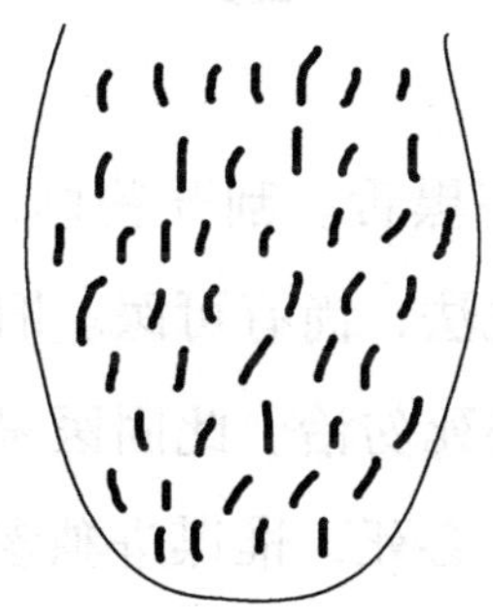

① 辛卯：指1891年。

② 清江浦：地名，江苏省淮安市主城区中的清河、清浦二区部分地区的古称，为京杭大运河享有盛誉的交通枢纽。

③ 络续：陆续。

④ 全：病愈。

第六十一，满黑刺底红舌。全舌黑苔，干燥而生大刺，手揉之有声，掘开刺底，尚见红色，不论何病皆里证，脏腑热极，宜合用破格三黄白虎、大承气，不次急投，以黑刺退净为止，病必愈，万无一失。旧说但知以大陷胸汤下之，而不知寒凉急投，其黑刺必不退，倘能十救一二，亦幸事耳。

刺底黑舌

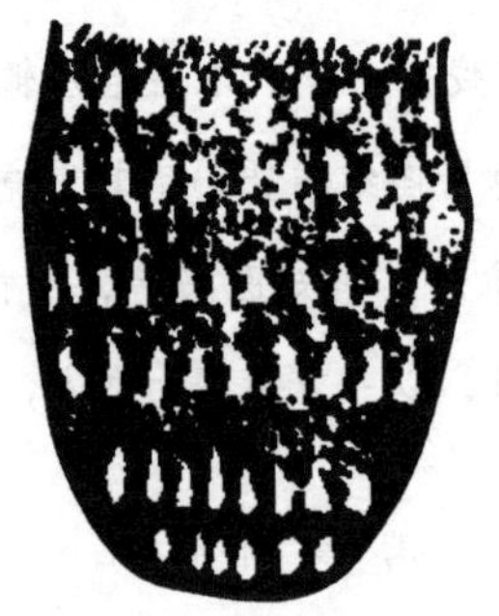

第六十二，刺底黑舌。刮开芒刺，底下舌色俱黑也。用六十舌苦寒急救之法，尚有可医。旧说谓不必辨其何经何脉，虽无恶候，必死勿治。此固医家搪饰之常法，然病家往往见重症，安于必死，惟谋进独参汤，以尽人事，执定勿用苦寒，亦足以酿成时医之恶习也。

第六十三，黑烂自啮[①]舌。脏腑极热，兼受秽毒也。患杨梅疮者多有之，他症罕见，宜三黄、银花、承气等

① 啮（niè 聂）：咬。

黑烂自啮

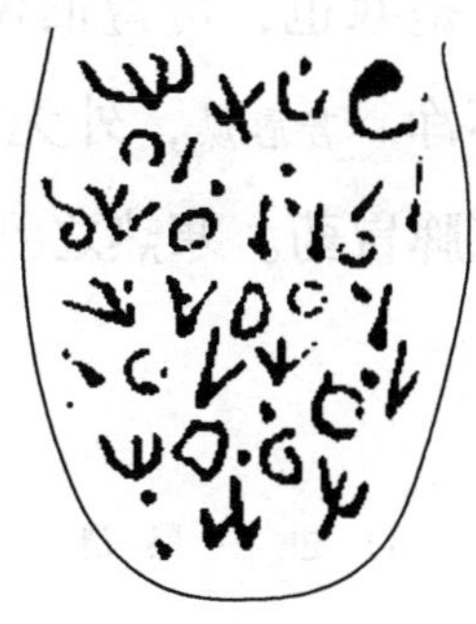

剂，土茯苓作茶饮。治如不效，则将如旧说所云，黑烂而频欲啮，必烂至根而死也。

中黑边白

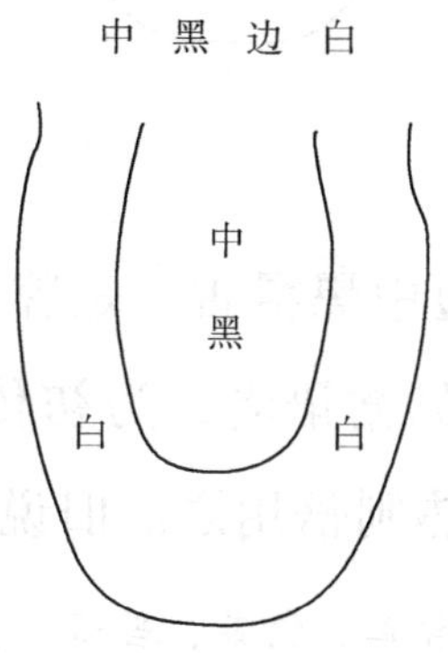

第六十四，中黑边白滑舌。旧说谓表里俱虚寒，脉必迟弱，证必畏寒，附子理中汤温之人参、白术、附子、干姜、甘草，夏月过食生冷而见此舌者，则酌用大顺散肉桂、杏仁、干姜、甘草，治虚寒人夏月停冷食呕呃者、冷香散生附片、草果仁、

橘红、甘草、炙生姜。然此舌必当慎辨，若黑色润泽，光滑无苔，刮之平净者，是寒也，可遵旧说治之。若黑苔微厚粗腻，虽滑而刮之不净口苦唇燥，外无寒证，脉非迟弱者，则是实热，宜用清凉脾胃药。寒热之判，势如冰炭当参看黑舌总论。

红边中黑滑

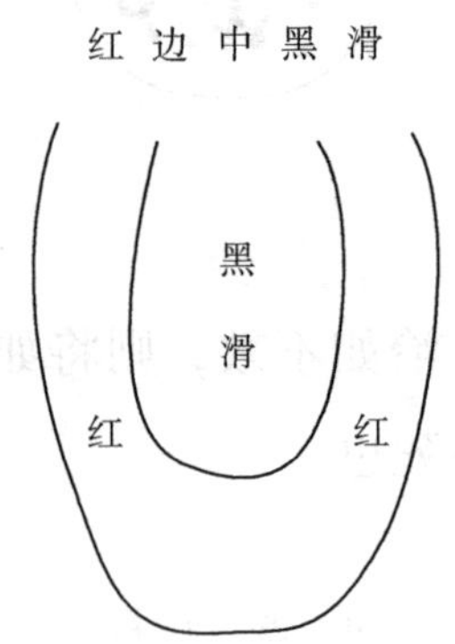

第六十五，红边中黑滑舌。是脾胃肝胆俱热而夹有湿邪也。若伤寒证见谵语者，为初传阳明，宜白虎汤，发汗自愈；大渴大热则倍用之。旧说谓冷食结滞，虚人用黄龙汤即大承气加甘草、党参、当归、姜、枣、桔梗。邪热传里，谵语，发渴，身热，心下硬痛，下利皆清水，此名结热利证，非内寒而利也，宜此汤，衰老者去芒硝，壮实人用备急丸巴豆一钱（去净油），生姜三钱，大黄三钱，共为末，作丸如豆大，治热邪暴死，夏月中暍①者用人参白虎汤，三法虽不甚谬，然难见效。

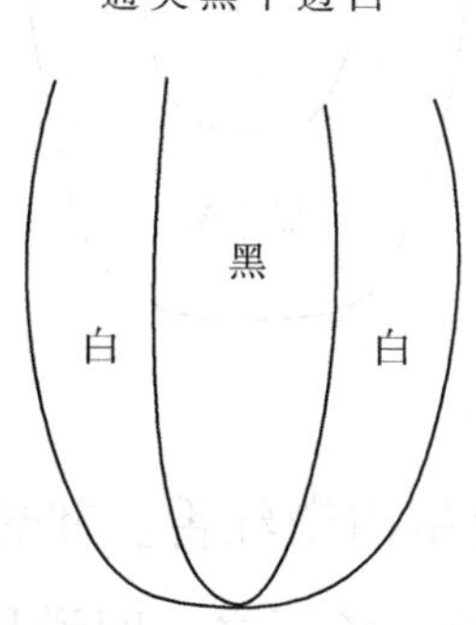

第六十六，通尖黑干边白舌。是脏腑实热，感触火燥，熏蒸湿气，故边白也。其证多大热大渴，谵语烦躁，便闭咽干不等，宜白虎汤、大承气汤合用连服，以黑退为度。如旧说指为阴阳两感伤寒，用大羌活汤羌活、防风、独活、细辛、防己、黄芩、黄连、苍术、白术、甘草、知母、川芎、生地黄及冲和灵宝饮即大羌活汤去独活、防己、黄连、苍白术、知母，加柴胡、白芷、葛根、石膏，误人多矣。盖拘定②白黑判阴阳，而不知黑舌均里证无表证，况既干而通尖，里急已极，尚可杂投驱风之燥药乎？

---

① 中暍（zhòngyē 众椰）：病名，即中暑。出自《金匮要略·痉湿暍病脉证并治》。暍，中暑。

② 拘定：限定。

黑边晕内微红

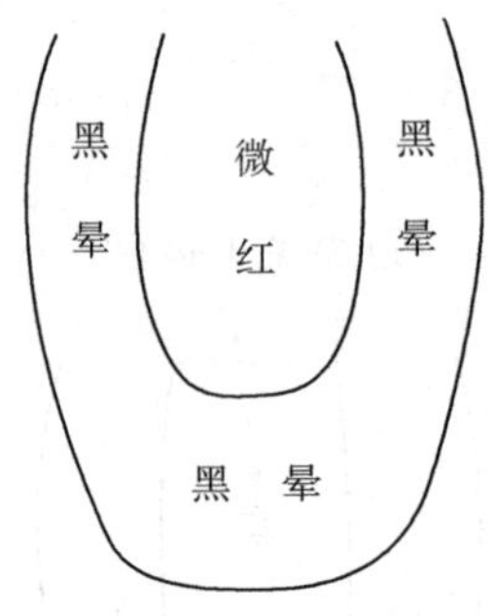

第六十七，黑边晕内微红舌。邪热入于心胞之候，宜凉膈散见四十舌合大承气汤下之。旧说是也。凡黑舌偶有寒者，红舌则无寒证，故黑晕间红可断为热。

中心黑厚

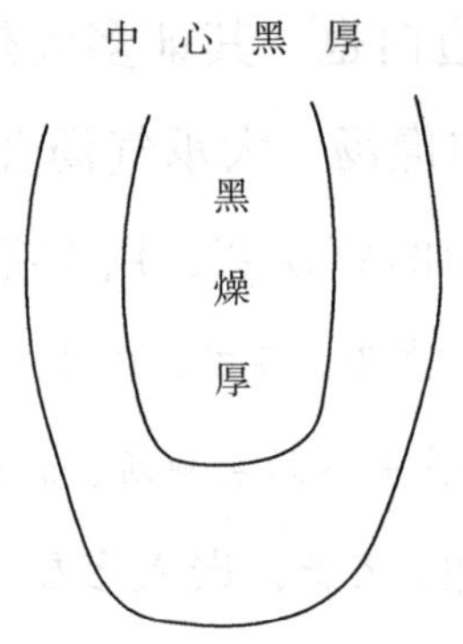

第六十八，中心黑厚舌。黑苔燥厚，脾胃极热也，宜破格三黄白虎、大承气汤相间连服，至黑净乃愈。如旧说用生脉散党参、麦冬、北五味合黄连解毒汤黄连、黄芩、黄柏、栀子仁，虽无大误，然病难愈也。

中黑无苔干燥

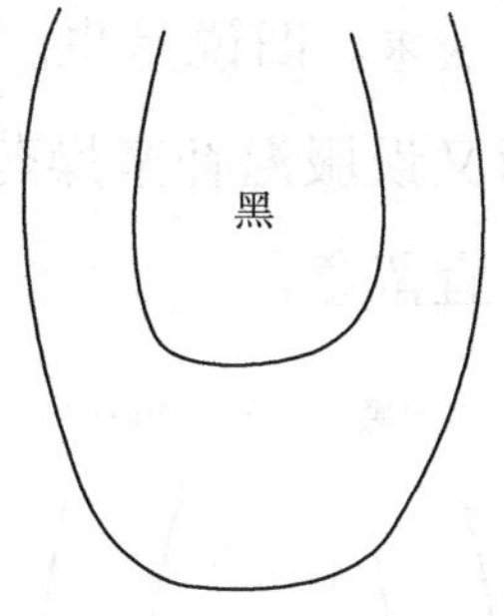

第六十九，中黑无苔干燥舌。此舌宜详辨。如中黑无苔，而舌底干燥有小点纹可见者，乃胃经实热，并无六气侵扰也，宜破格白虎三黄治之。如中黑无苔，而舌底湿嫩光滑无点纹者，乃胃经虚寒舌中属胃，亦非六气所扰也，宜附子理中汤见六十四舌加肉桂、黄芪治之。旧说不辨寒热，专用生脉散合附子理中，误人不少。

黑中无苔枯瘦

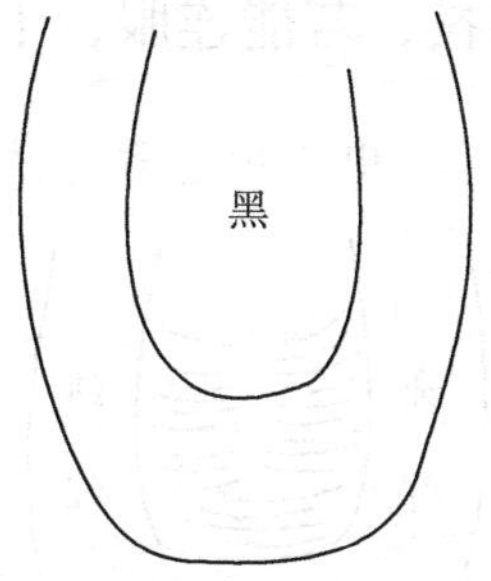

第七十，黑中无苔枯瘦舌。伤寒八九日，过汗，津枯血燥，舌无苔而黑瘦，大便闭，腹中却不硬满，神昏不

寐，或时呢喃叹息者，宜炙甘草汤炙甘草、桂枝、人参、生地、寸冬、麻仁、生姜、大枣。旧说是也。若杂病里证见此舌者，乃脾胃素热，而又误服温补辛燥药，伤其真阴也，宜大承气汤下之，辨舌宜留意。

黑干短

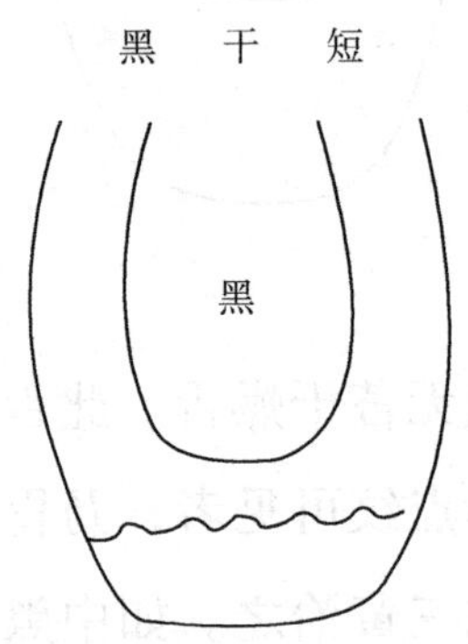

第七十一，黑干短舌。旧说谓厥阴热极，或食填中脘肿胀所致，急用大剂大承气下之。所论甚是。又云十中可救一二，服后粪黄热退则生，否则死者，此识见未透，仅知试用承气而不敢多投，若能连服，十中必能救八九。

中焙舌

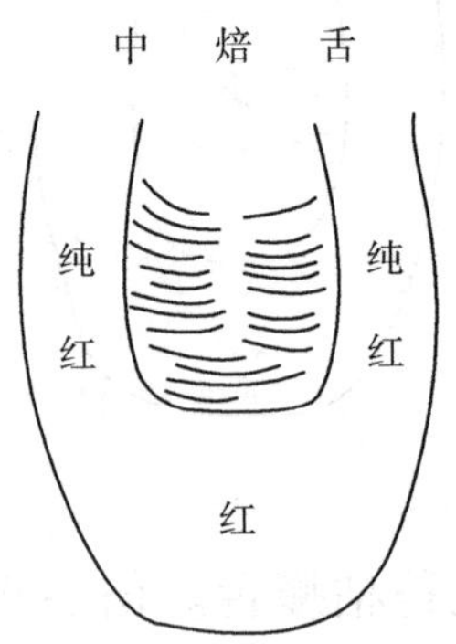

第七十二，中焙①舌。其色纯红，内有黑形如小舌者，乃邪热结于里，君火炽盛，宜凉膈散见四十舌、大柴胡汤见第五舌。旧说是也。

里黑舌

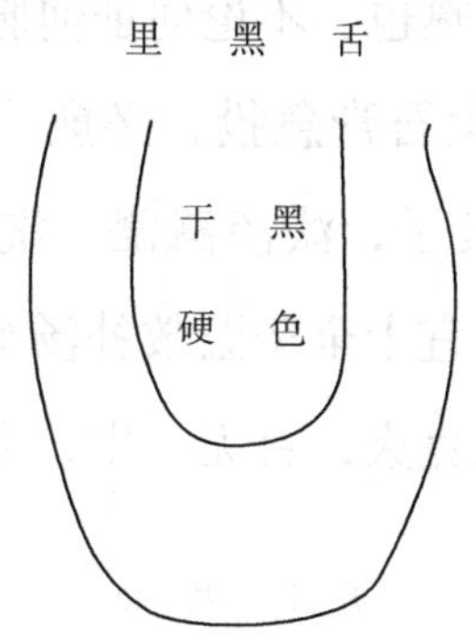

第七十三，里黑舌。外见红色，内有干硬黑色似小长舌，其上有刺者，热毒盛炽，坚结大肠，急用调胃承气汤下之。旧说不谬，然不如用白虎汤、大承气相间连服，必愈。

满黑舌

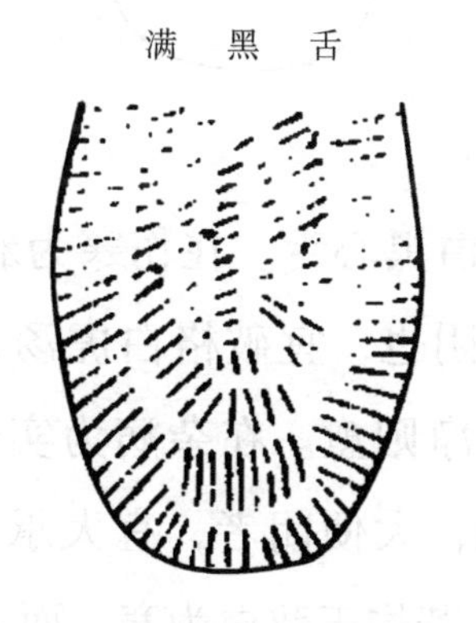

① 焙（bèi 倍）：用微火烘烤。这里形容里热炽盛，舌中如被火烘烤的状态。

第七十四，满黑舌。凡舌色全黑，本为阴绝，当即死而有迟延未死者，非脏腑极热，即为极寒，尚留一线生机，苟能辨准，补偏救弊，却可不死。如全黑无苔，而底纹粗涩干焦，刮之不净者，极热也，不论何证何脉，皆宜十全苦寒救补汤见第九舌，数倍生石膏急投，必愈。如全黑无苔，而底纹嫩滑湿润如浸水腰子，淡淡瀜瀜，洗之不改色者，极寒也，不论何证何脉，宜十全辛温救补汤见第十舌重加姜、桂，急投可愈。旧说谓水克火，百无一生，则迂矣参看总论。

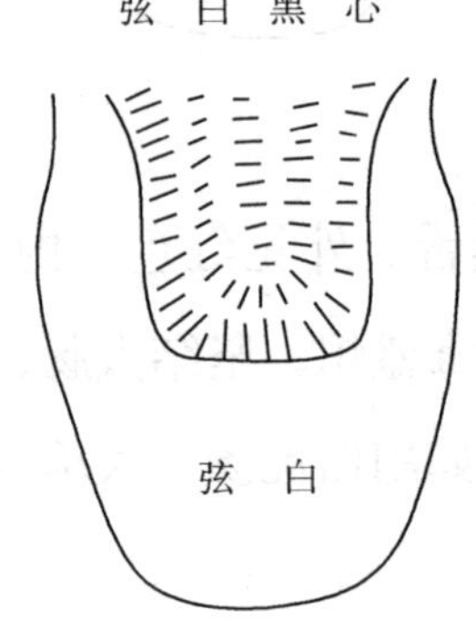

第七十五，弦白黑心舌。在伤寒为邪入阳明，化火已久，热逼太阴、少阴也，宜破格白虎汤及大承气汤轮服，不次急投，黑心退净则愈。在杂病为实热证，如吐血者，宜三黄白虎加犀角；大便闭者，宜大承气；大热大渴者，宜白虎汤勿用甘草。若拘于弦白为寒，而不用苦寒药，则无救法。旧说兼用五苓散，谬也若舌底光滑湿润，刮之明净，无点罅焦纹者，则为寒，宜与上条参看。

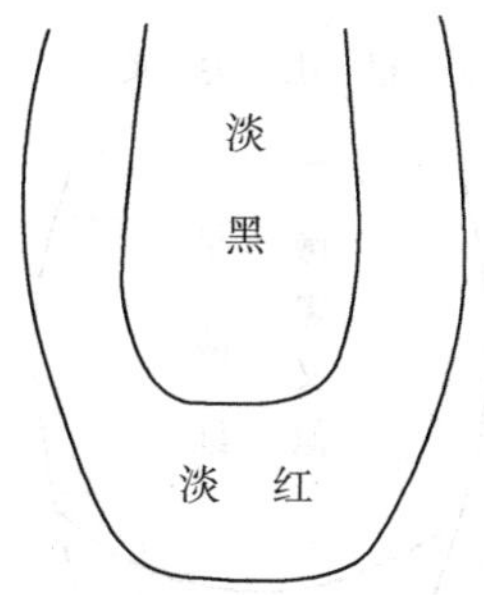

第七十六，弦红中微黑舌。外淡红中淡黑者，如恶风则表证未罢，用双解汤见四十九舌、解毒汤四十舌各半以微汗之，汗罢即下之。旧说是也。如结胸烦躁、目直视者，宜大陷胸汤见五十五舌及大承气间服。旧说云不治者，非也。

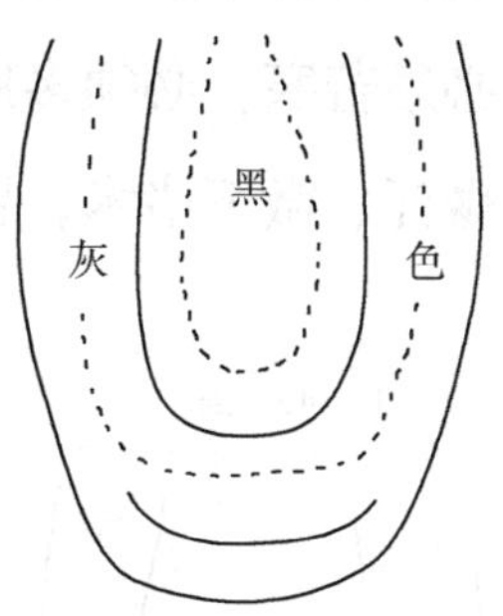

第七十七，灰色黑纹舌。旧说谓，脉实者急用大承气下之，若脉浮、渴饮水者凉膈散解之，十人可救一二。依此法，不过如斯而已。实则见此舌，不论何证何脉，用十全苦寒救补汤，不次急投，服至黑灰退净，则立愈。非临证多者，不知其妙也。

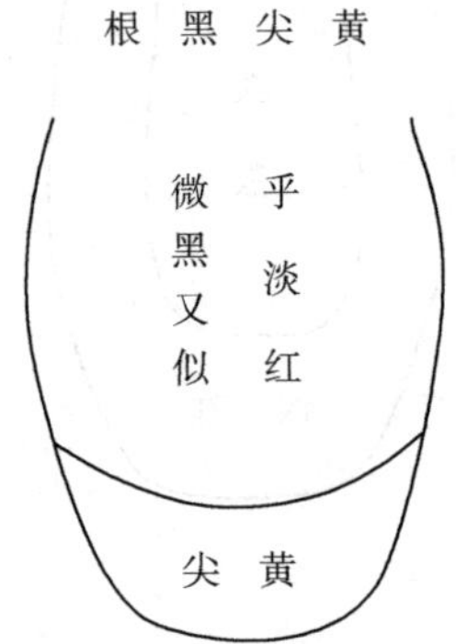

第七十八，根黑尖黄舌。乃脏腑实热之最显者，不论何证何脉，宜十全苦寒救补汤见第九舌，不次急投，服至黄黑退净，则立愈，万无一失。若见识不到，畏苦寒药如猛虎，迟疑失机，或偶尔尝试，舌色不退，病仍不愈，反谓余言之谬，不知大热内炽，必须苦寒，必须多服、连服，否则自误耳。旧说养阴退阳、微汗、微下诸术，皆缓不济急矣。

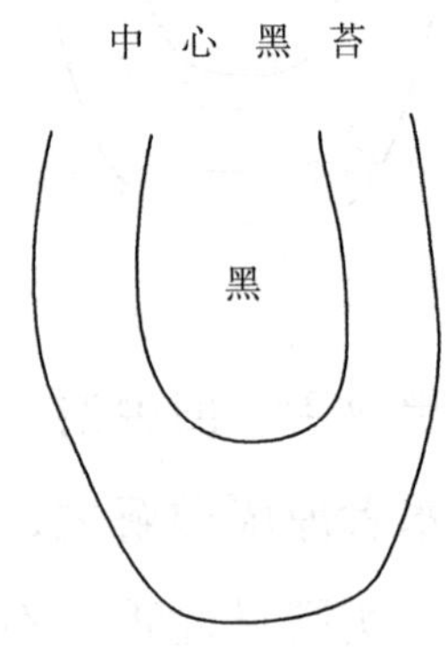

第七十九，中心黑苔舌。若刮之即净，湿润多津者，真寒假热也间或有之，治宜十全辛温救补汤，不次急投，至舌色不黑则病愈。若刮之不净，干焦腻厚者，脾胃热极也，不论何病何脉，宜破格苦寒救补汤倍加石膏，不次急投，服至黑净则立愈。旧说但知以承气下之，而不兼凉脾胃，势难全愈也。

全黑无苔

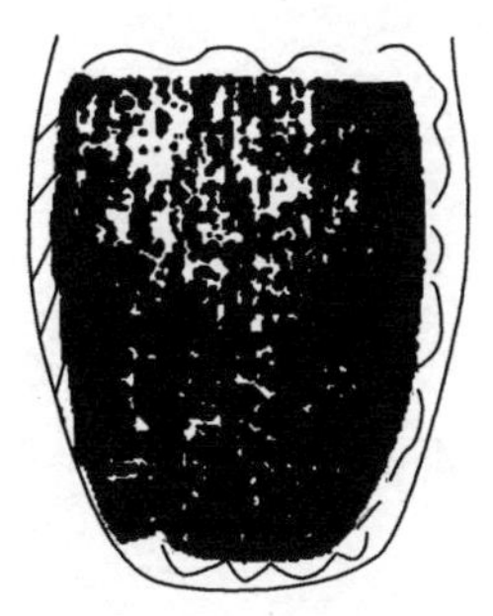

第八十，全黑无苔舌。如无点无罅，湿滑多水，如水浸腰子，淡淡瀜瀜者，极虚寒也，宜十全辛温救补汤见第十舌。如无点无罅，干燥少津，光亮似钱者，即绛舌之变，阴虚肾水涸也，妊娠者亦有之，宜十全甘寒救补汤生地、麦冬、天冬、葳蕤①、元参、沙参、淮山药、牡丹皮、泽泻、地骨皮加减酌用。如有点有罅，干燥无津，涩指如锉者，极实热也，宜十全苦寒救补汤见第九舌，数倍生石膏，不次急投，

① 葳蕤：即玉竹。

服至黑色转红则愈。如黑色暗淡，无苔无点无罅，非湿非干，似亮不亮者，阳虚气血亏也，久病见之不吉，宜十全甘温救补汤见第七舌。凡见此舌，皆危证也均里证，无表证，寒热虚实，务当详辨，稍有不明，便易取祸。旧说糊涂，余不复述以上三舌，与七十四舌参看。

卷　二

灰色舌总论

灰色不列五色，乃色之不正也。舌见灰色，病概非轻，均里证，无表证，有实热证，无虚寒证。有邪热传里证，有时疫流行证、郁积停胸证、蓄血如狂证，其证不一，而治法不外寒凉攻下寒凉以救真阴，攻下以除秽毒，在当用之时，不得訾①为戕伐②焉。《舌鉴》旧载总论谓，热传三阴则有灰黑干苔，皆当攻下泄热，是也；又谓直中三阴见灰黑无苔者，当温经散寒，此说甚谬。盖灰黑与淡黑色颇相似，惟灰则黑中带紫，淡则黑中带白之殊耳。若寒邪直中三阴者，其舌淡黑无苔，宜温经散寒；如热邪直中三阴者，其舌灰黑无苔，宜三黄白虎、大承气并用连投。失出失入，其害非轻，愿望舌者，小心谨慎焉。

第八十一，纯灰舌。全舌无苔而少津者，乃火邪直中三阴证也，或烦渴，或二便闭，或昏迷不省人事，脉则散乱、沉细、伏代不等，舍脉凭舌，均属里证凡灰舌，无表证。治宜三黄白虎、大承气并用，急速连投，服至灰色转黄、

---

① 訾（zǐ 子）：指责。
② 戕（qiāng 枪）伐：伤害。戕，杀害。

纯灰舌

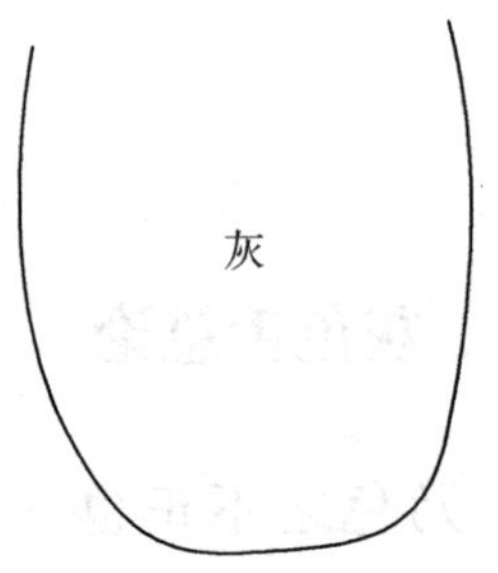

转红为止，病则立愈。旧说误指为寒，用附子理中汤见六十四舌、四逆汤生附子、甘草、干姜，安得不致渐渐灰缩干黑而死乎？

灰中舌

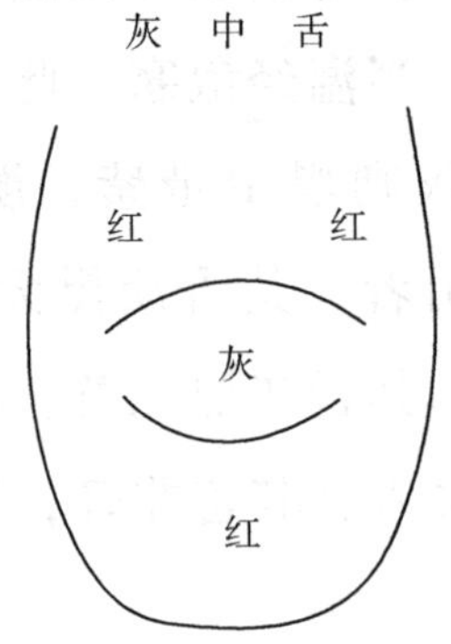

第八十二，灰中舌。伤寒证热邪传入厥阴，舌中央灰色，而消渴、气上冲心、饥不欲食、食则吐蛔者，宜乌梅丸乌梅、细辛、干姜、当归、黄连、附子、川椒、桂枝、人参、黄柏，此丸又治寒痢。旧说是也。若杂病见此舌，为实热里证，则宜大承气与白虎汤合用。

灰黑苔干纹裂

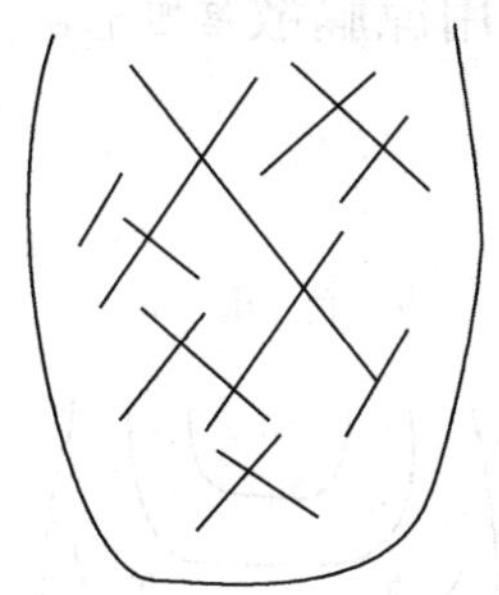

第八十三，灰黑苔干纹裂舌。此脏腑热极，又因误食热物，或误服温补辛燥药，灼伤真阴所致凡裂纹者，多因误食温燥物之故，治宜破格十全苦寒救补汤见第九舌，不次急投，服至灰黑色退、纹裂自平，则立愈。如旧说仅用凉膈散、调胃承气下之，热不退则不敢再用寒凉，遂归于不治，姑息贻①祸也。

灰根黄尖中赤

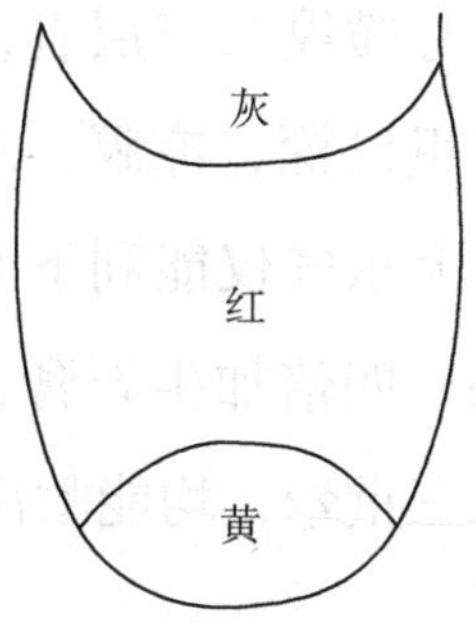

① 贻（yí 遗）：遗留。

第八十四，灰根黄尖中赤舌。肠胃燥热也。如大渴谵语，或五六日不大便者，以大承气急下之。如瘟疫证、热证，恶寒脉浮者，酌用凉膈散第四十舌、双解散见四十九舌。旧说是也。

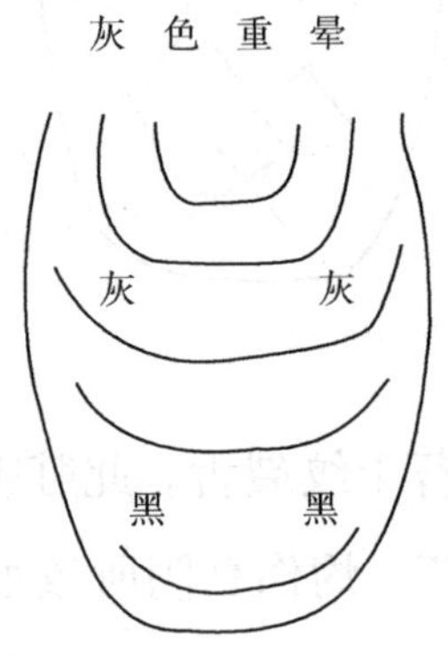

第八十五，灰色重晕舌。此瘟病热毒传遍三阴也，热毒传内一次，舌增灰晕一层，最危之证。急用凉膈散或双解散见上、黄连解毒汤、大承气汤下之。一晕尚轻，二晕为重，三晕必死。亦有横纹二三层者，与此不殊。旧说如此尚合理，惟热毒传里已深，凉膈、双解二方，嫌有表药不宜，解毒汤太轻，大承气仅能利下而未能透凉脏腑，不如用十全苦寒救补汤，四倍加生石膏，不次急投，服至灰晕退净为止，虽见二三重晕，均能救活。

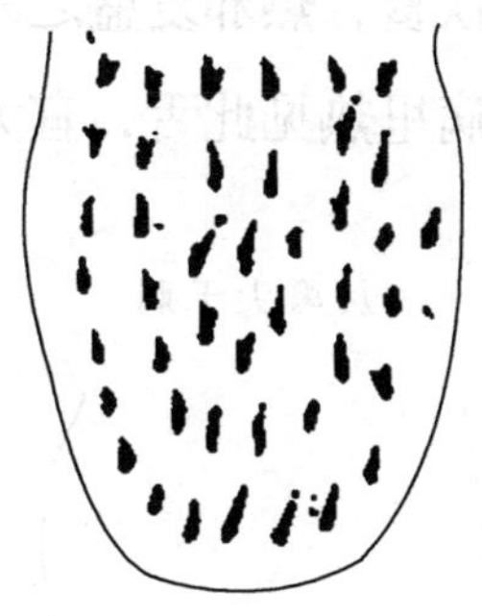

第八十六，灰黑干刺舌。伤寒邪传少阴，口燥咽干证偶见此舌，宜大承气下之。或脏腑实热已极，大热大渴，胸中烦躁，内痛胀满，饮食不进，一食即吐，常作干呕等证，宜十全苦寒救补汤，不次急投，服至灰黑色净，则立愈。旧说必待其转失气乃下之，则迟疑误人矣《伤寒论》阳明篇：少与小承气汤，腹中转失气者，有燥屎也，乃可攻之。彼系热邪初传阳明，故用探试之法。今见灰黑舌且有干刺，是热邪已结阴分，无可疑矣。

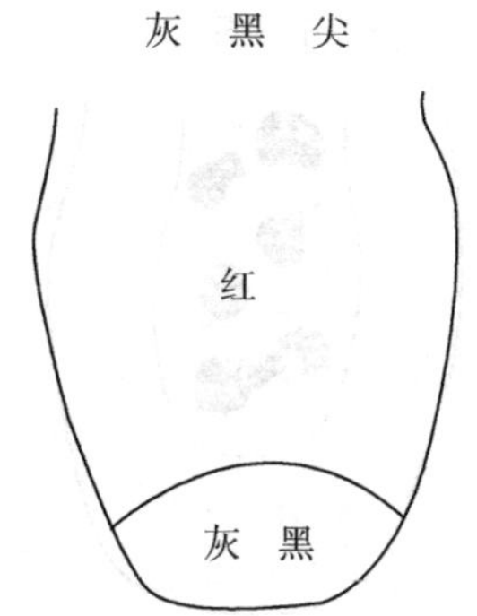

第八十七，灰黑尖舌。伤寒已经汗解，而见舌尖灰黑，有宿食未消，或又伤饮食，热邪复盛之故也，以调胃承气下之。旧说是也。若杂病里热见此舌，宜大承气汤重加黄连。

灰黑尖干刺

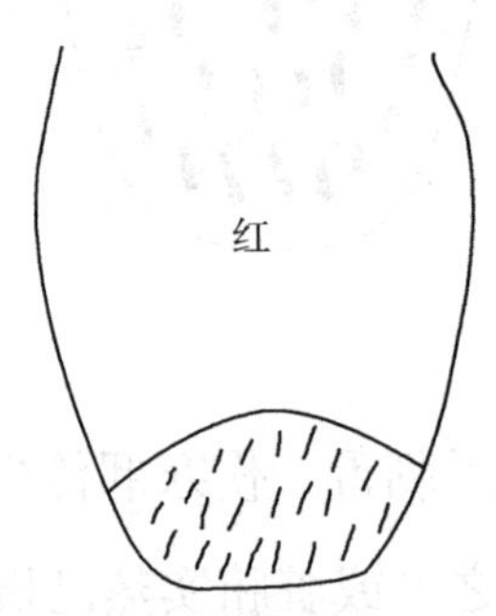

第八十八，灰黑尖干刺舌。舌尖灰黑，有刺而干，是得病后犹如常饮食之故。虽证见耳聋胁痛，发热口苦，非少阳病，勿用小柴胡，宜大柴胡汤见第五舌，或调胃承气加消导药。旧说是也。

灰中墨滑

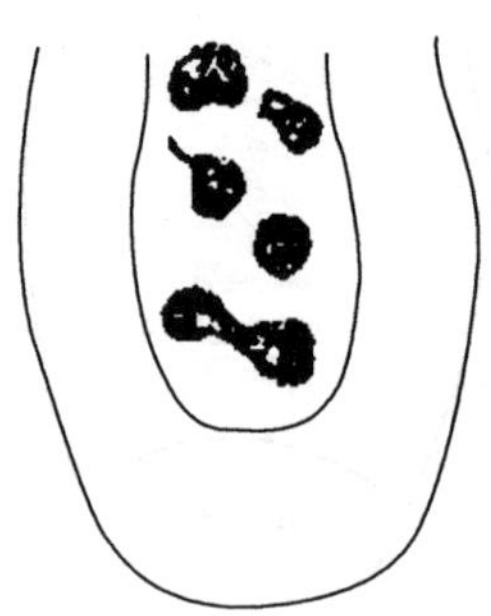

第八十九，灰中墨滑舌。淡淡灰色中间有滑苔四五点，如墨汁，此热邪传里而腹有积食未化，宜大柴胡汤。旧说是也。

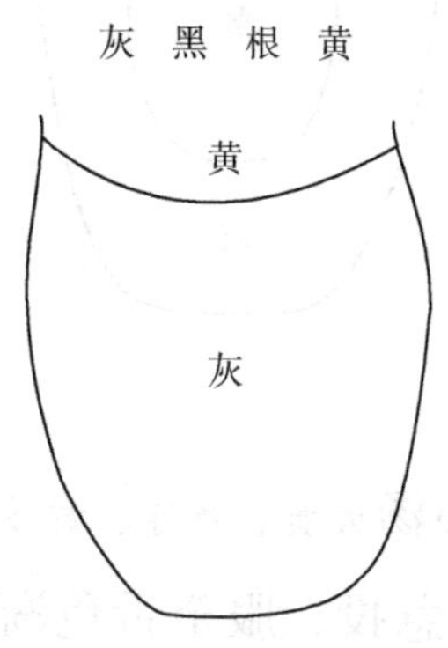

第九十，灰黑根黄舌。如苔厚干燥，刮之不净者，乃热入厥阴，脏腑实热而脾胃之火尤炽也。其证多为胃有积滞，二便闭，发单烧热，大渴消水，自汗不止出至颈而以下不出者，诸病急，宜十全苦寒救补汤以收汗，服至二便利，则热、渴、自汗必止，待舌色明净，则全愈。旧说谓伤寒六七日，不利，便发热而渴，汗出不止者，正气脱，必死。其说未尽然也。

第九十一，淡灰中紫舌。瘟疫中脏者居多，伤寒邪传手少阴，热逼心经者亦有之。其证多卒然倒地，不省人事，或狂妄昏迷，或疾呼大叫，或自啮舌尖，或拍胸嗟恨

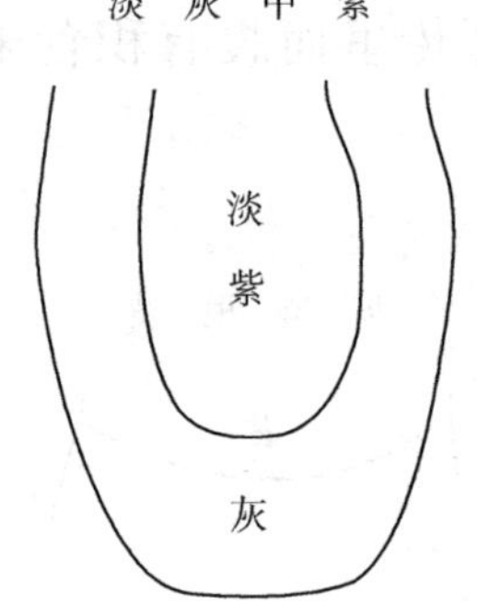

不等，治宜三黄泻心汤大黄、黄连、黄芩加黄柏、连翘、木通[①]、生甘草，不次急投，服至舌色渐净则必愈。若稍涉迟疑，淡灰转黑，淡紫转蓝，邪毒攻心已甚而伤腐脾胃，则不治矣。旧说云，自啮舌尖，少阴厥气逆上，非药可治者，盖误于迟疑[②]耳。

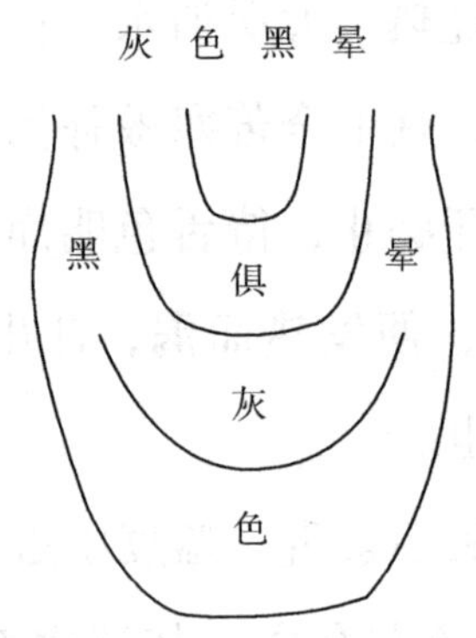

① 通：丙午本作“香”。
② 盖误于迟疑：原字漫漶，据云南本、丙午本及从吾好斋本补。

第九十二，灰色黑晕舌。乃热毒中脏腑，火气交攻，故全舌灰色，兼起黑晕。时疫热毒中脾胃，逼及于肾，多见此舌。伤寒救治失宜，邪陷厥阴，亦有此舌。不论何证何脉，将十全苦寒救补汤分为二剂，先服大承气，后服三黄白虎等药，循环急投，至黑晕灰色渐退则愈。旧说知急下之，而用酒泡大黄，则误矣凡治实热及疫症，宜生大黄，专泻阳分之火。治阴虚证，宜酒浸九蒸熟大黄。治伤寒证，宜酒洗大黄，以一洗为度，若泡制太过，失其生气，凝而不走，润而不凉，投之实热人，必将阳分之病引入阴分，更难治也。

灰黑弦红

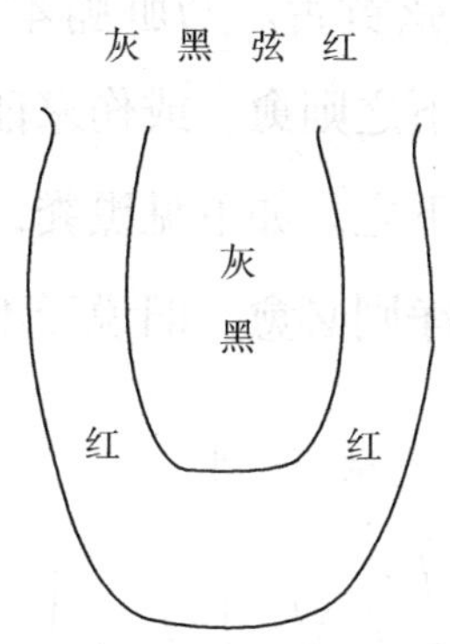

第九十三，灰黑弦红舌。乃脾胃实火郁结，不得流通也，伤寒化火传入阳明而逼太阴者亦有之。不论何证何脉，宜大承气汤，不次急投，服至灰黑色退净则必愈。旧说云，三四次下之方退，若五六次下之不退不治者，此未澈①底明白之谈也。

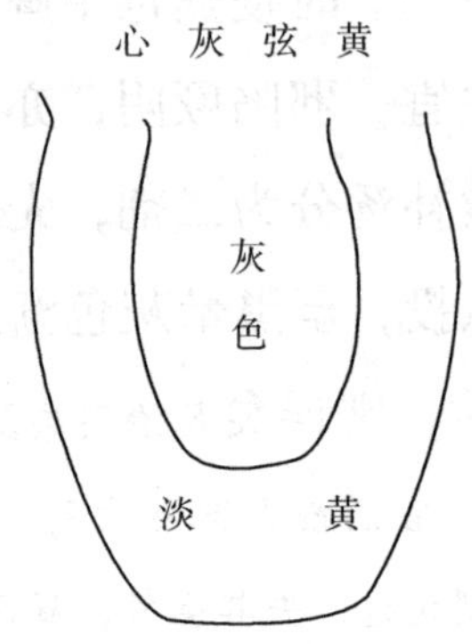

第九十四，心灰弦黄舌。乃脏腑本热，毒疫复中脾胃也，宜三黄大承气急下之则愈。或伤寒证误服补中药，燥伤脾胃者，宜大柴胡汤下之。如下见黑粪，急以破格苦寒救补汤，不次速投，至舌净则必愈。旧说云不治者，误也。

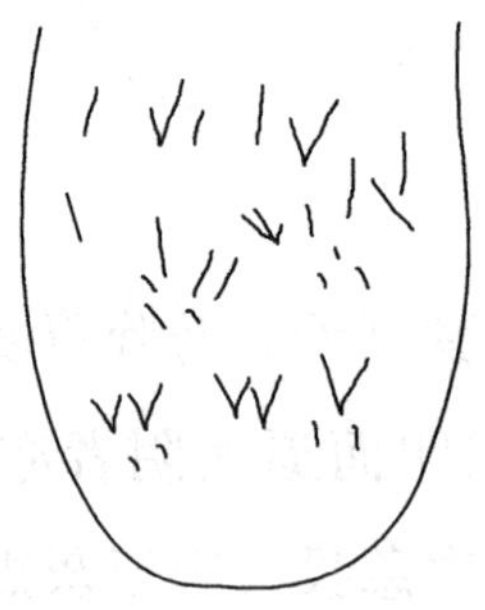

① 澈：透。

第九十五，微灰生刺舌。疫邪中脾胃居多，或实热人误服温补辛燥药所致。不论老少，何证何脉，见此舌即宜十全苦寒救补汤分二剂先大承气，后三黄白虎等，不次急投，至舌净乃愈。旧说用三消饮见三十二舌则兼有表药羌、葛、柴胡也，舌色如此，皆里证，断不可表、温药槟榔、草果、姜、枣也，此时切忌温，老人用生脉散人参、麦冬、五味甘补酸涩，必敛住热邪矣，皆谬误。

裂纹

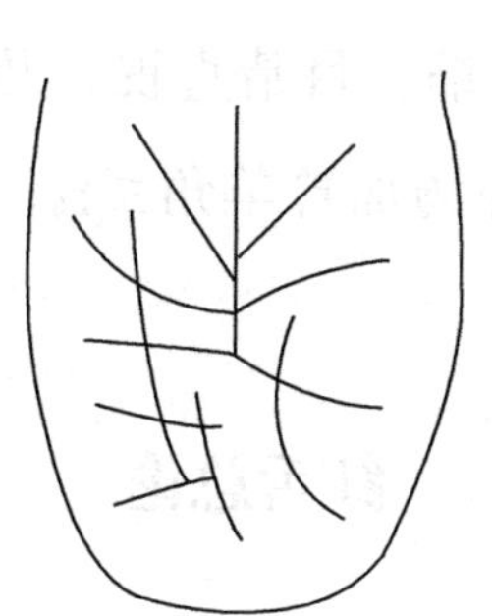

第九十六，裂纹舌。血液灼枯也，内热失治，邪火毒炽者有之，宜大承气急下，以救真阴，则裂纹自平。旧说是也。

短硬或卷

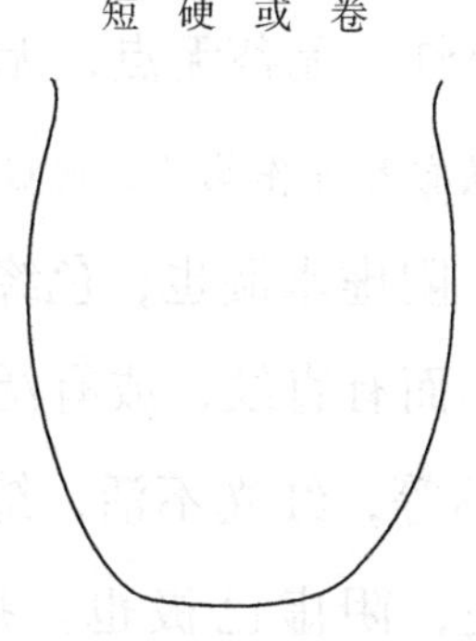

第九十七，短硬或卷舌。凡舌短由于生就者乃初生时，将含口之血吞下之故，无关寿夭。若因病缩短不能伸出者，危证也。伤寒邪陷三阴，及实热证火逼三阴，皆能短舌。不论何脉，当辨其苔色。如确是内热，则宜大承气急下，以救真阴。若少阴自绝证，则不治。凡舌硬者即强舌、木舌、重舌、肿舌、大舌之类，脏腑俱热，而心经尤热也，宜十全苦寒救补汤加黄连、连翘各二钱，不次急服。凡舌卷者，伤寒邪入厥阴。舌卷囊缩，目睛直视，乃脏腑极热而肝血涸也，宜十全苦寒救补汤加羚羊角三钱，不次急投则愈。旧说未尽善。

红舌总论

全舌淡红，不浅不深者，平人也，有所偏则为病。表里虚实热证皆有红舌，惟寒证则无之。如全舌无苔，色浅红者，气血虚也；色深红者，气血热也；色赤红者，脏腑俱热也；色紫红瘀红者，脏腑热极也，中时疫者有之，误服温补者有之；色鲜红，无苔无点，无津津舌底出无液液舌面浮者，阴虚火炎也有苔可作热论，虚极不能生苔；色灼红，无苔无点而胶干者，阴虚水涸也；色绛红，无苔无点，光亮如钱，或半舌薄小而有直纹，或有泛涨而似胶非胶，或无津液而咽干带涩不等，红光不活，绛色难名如猪腰将腐，难以言状，水涸火炎，阴虚已极也。瘦人多火，偏于实热，医者拘于外貌，辄指为虚，误服温补，灼伤真阴，或误服滋补名为滋阴降火，实则腻涩酸敛，胶黏实热，引入阴分，渐耗真阴，亦成绛舌，而为阴虚难疗矣其初必有黄苔，医者不知，久之内伤已甚，不能显苔，而变绛色矣。凡阴虚火旺之病，自生者极少，多由医家误用补药逼成也。不论病状如何，见绛舌则不吉。《舌鉴》旧载总论引仲景云："冬伤于寒，至春变为温病，至夏变为热病，故舌红而[1]赤"，此专指瘟疫与伤寒也。而红舌各病，实非瘟疫、伤寒所可赅[2]括，勿泥古以致误。

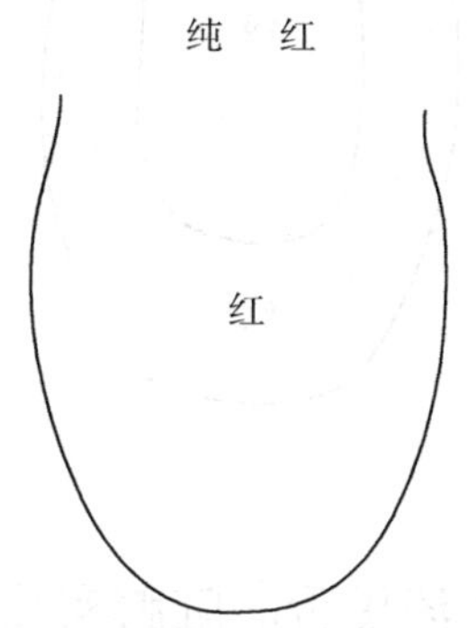

第九十八，纯红舌。非纯而不杂，即瘀红之色也。脏腑极热者，中时疫者，误服温补者，皆有之。宜三黄白虎加连翘，或大小承气等药酌用但求病愈，不必拘合古方。此舌亦有表证者，则两脸、周身必发热，头晕目眩，乍热乍寒，脉浮数，邪热在太阳也，宜薄荷、荆芥、竹叶、葛根、生甘草凉

① 而：原作"面"，据《伤寒舌鉴·红色舌总论》改。
② 赅（gāi 该）：包括。

散表邪，不可遽用寒凉攻下。旧说专指表证用人参败毒散人参、羌活、独活、柴胡、前胡、桔梗、川芎、枳壳、茯苓、甘草，余恪守[1]家训，不敢妄用人参喻嘉言谓用参数分入表药中，助元气以为驱邪之主。余谓今昔物性不同，今日之参只能升提温补，投之实热人，徒补邪气耳，柴胡升燥少阳经，羌活、独活通燥诸经，必风邪深入方可用若热邪在太阳，用之适[2]引邪入他经。

红中淡黑

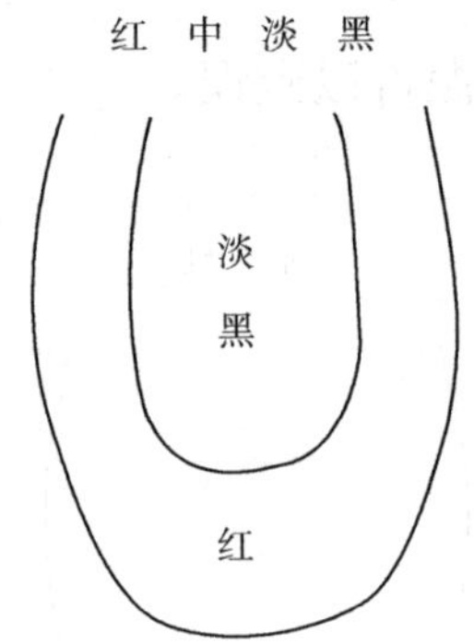

第九十九，红中淡黑舌。脏腑实热也，不论何病何脉皆里证无表证。伤寒传里，大发烧热，结胸烦躁，二便秘，双目直视，或疫毒中三阴，均有此舌，宜十全苦寒救补汤，不次急投，舌净必愈。旧说先汗后下，又以结胸为不治，殊未当也与六十五、六十八、七十二、七十三、七十六、九十三诸条参看。

---

① 恪（kè 克）守：谨慎而恭顺地遵守。恪，恭敬，谨慎。

② 适：刚巧。

红中焦黑

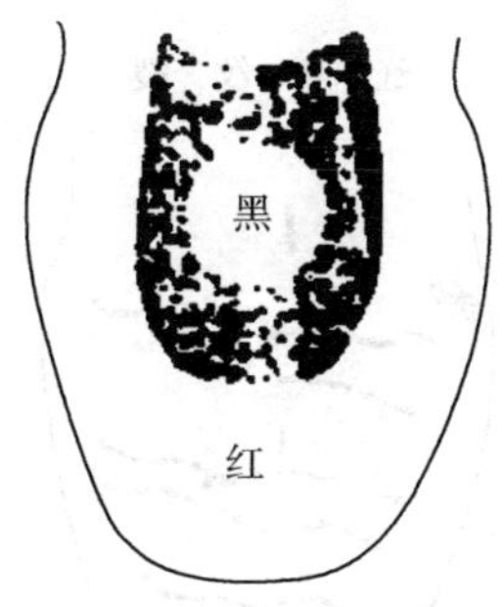

第一百，红中焦黑舌。脏腑俱热，而脾胃尤热也。误服温补及中时疫者有之，不论何脉，皆属里证，宜十全苦寒救补汤，倍加生石膏，不次急投，勿稍迟疑，以服至焦黑退净为准，则必愈。旧说近是，尚嫌姑息。

红内黑尖

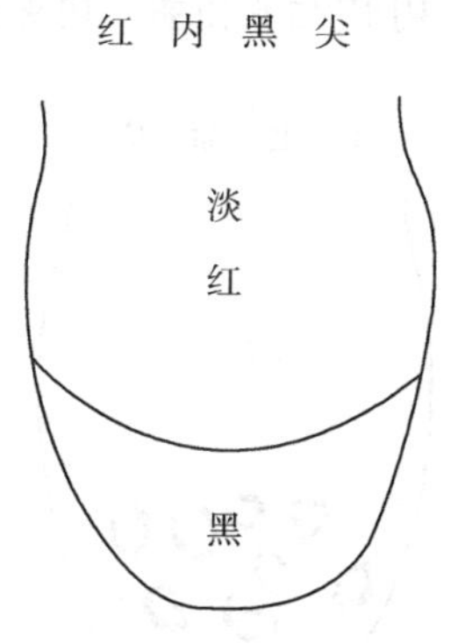

第一百零一，红内黑尖舌。脏腑皆热，而心经尤热也。伤寒邪火逼手少阴，瘟热直中手少阴，误服补心药，热伤心血者，皆有之，宜大承气汤加黄连三钱、连翘、黄芩、黄柏各二钱，服至黑尖退净则愈。旧说谓足少阴瘟热乘手太阴，用竹叶、石膏，未当。

红断纹裂

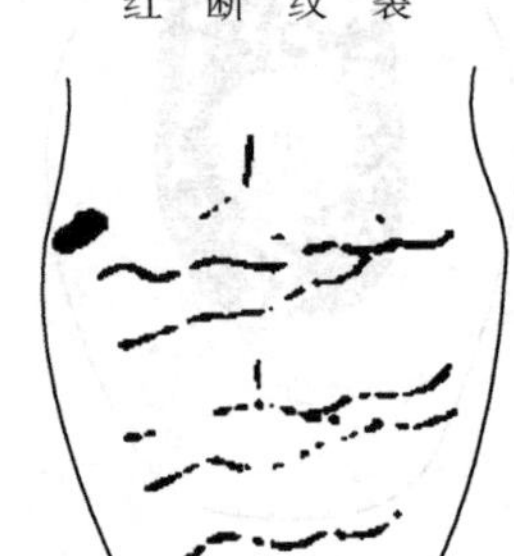

第一百零二，红断纹裂舌。如舌色赤红，厚苔腻而裂纹者，脏腑实热也，宜十全苦寒救补汤倍加犀角；如灼红色即比绛色略鲜，无苔无点而纹裂者，阴虚火炎也。旧说用黄连解毒汤加麦冬，可也阳火阳药，阴火阴药，误投必败。

红色紫疮

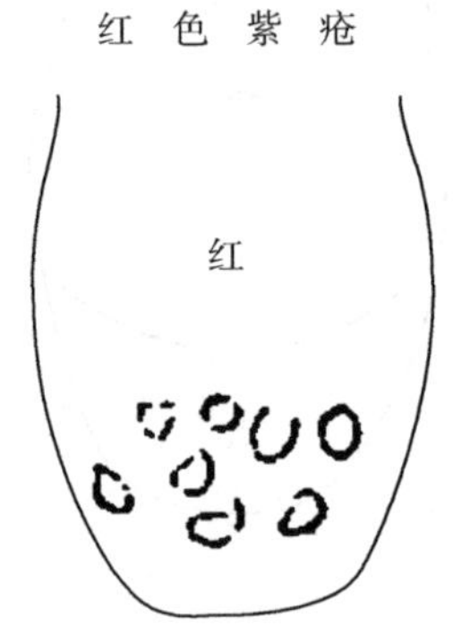

第一百零三，红色紫疮舌。疮在心肺经位者，乃时疫毒中心肺，或杨梅毒注心肺，皆有之，宜十全苦寒救补汤，倍加生石膏、黄连，不次急投，至疮平则愈。旧说谓瘟疫烦渴或咳，用解毒汤见四十舌并益元散加黑参、薄荷此时非大承气不能驱毒，非白虎不能救阴解毒，益元轻不济事，黑参为阴分凉药，病在阳火而反泻阴火，则无益有损，薄荷亦不对证，尺脉无则死病重脉乱，当舍脉凭舌，皆不明治法之论也。

中红根微黄

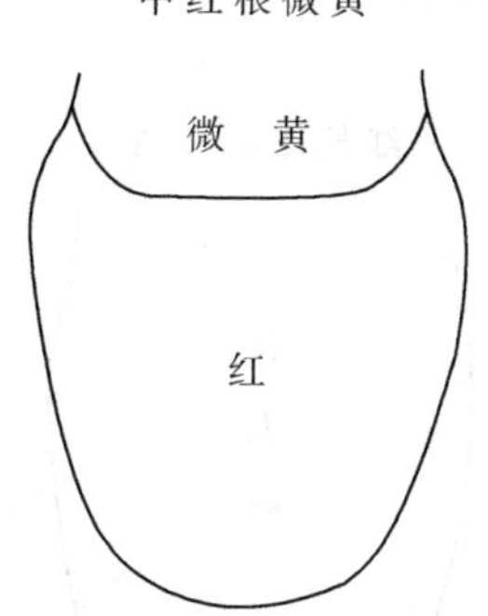

第一百零四，中红根微黄舌。伤寒邪传阳明胃腑，宜白虎汤。若头汗身凉，小便难者，宜茵陈蒿汤加栀子、香豉。旧说是也。若无病人见此舌，为脏腑微热，可以勿药倘有病发，勿投温补。

红中微黄滑

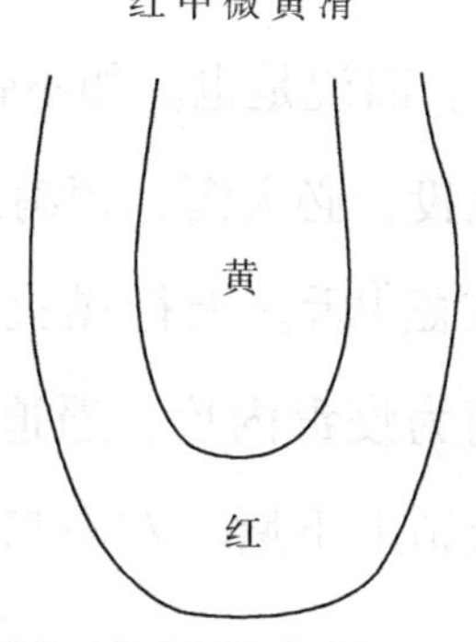

第一百零五，红中微黄滑舌。伤寒病五七日，舌中见黄苔，则为阳明证。如脉沉实，谵语，虽苔滑，亦宜大柴胡汤；若干燥者，内邪热盛也，急以大承气下之。旧说是也。如无病人有此舌，是脏腑本热，而饮食复留湿热也，行动即消化，可勿用药。

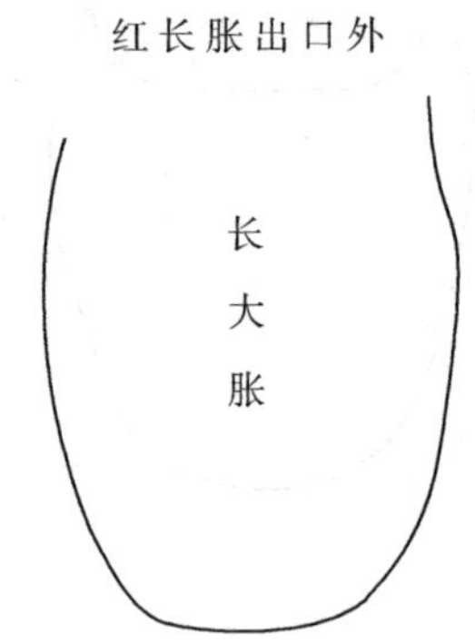

第一百零六，红长胀出口外舌。热毒乘心也，内服三黄泻心汤大黄、黄连、黄芩，外用银针砭去恶血从舌之脾经轻针以出毒，若误中筋络，来血不止，亦足误人，以龙脑香即上冰片也、人中黄掺之即愈。旧说是也。如不针，则合用大承气、三黄泻心汤，不次急投，必大泻、频泻乃愈。

第一百零七，红餂①舌。天行燥火、时疫症有之。全舌必紫而兼瘀，脏腑为疫毒内攻，逼迫心经，所以舌长出口外，时弄不止，或餂上下唇、左右口角，或餂至鼻尖不

① 餂：此处有吐舌、弄舌之意。

红 餂

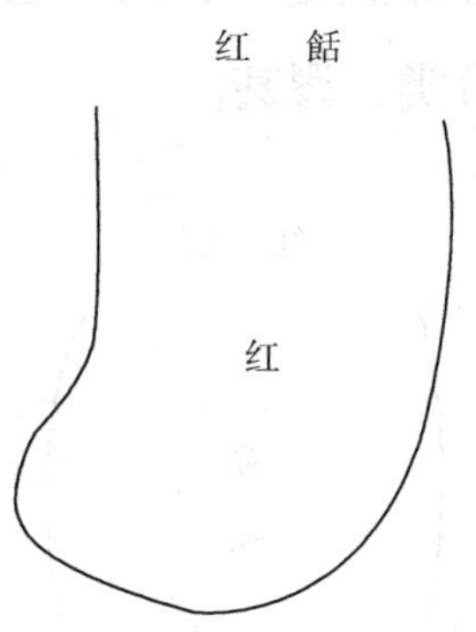

等，宜十全苦寒救补汤，倍加川连、生石膏，不次急投，至舌收回乃愈。知治法者，可以十全，否则十无一生。旧说用解毒汤加生地，必不效也。

红 痿

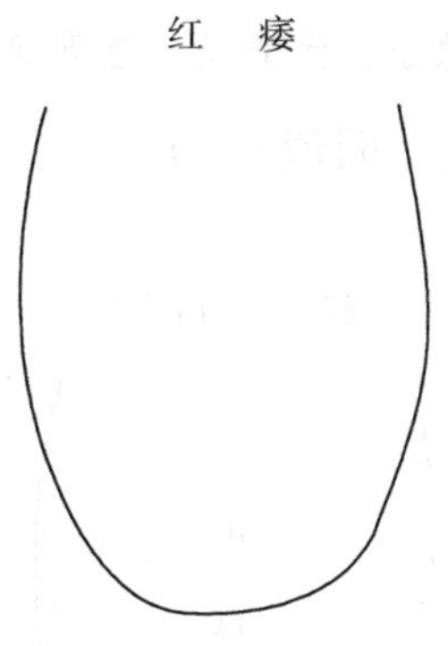

第一百零八，红痿舌。痿者，软而不能动也。淡红痿者，宜补气血；深红痿者，宜凉气血；赤红痿者，宜清凉脏腑；紫红痿者，宜寒凉脏腑并攻泻之；鲜红、灼红痿者，宜滋阴降火；惟绛红痿者，阴亏已极，无药可治。旧说只云红痿，而不分类，谬甚。

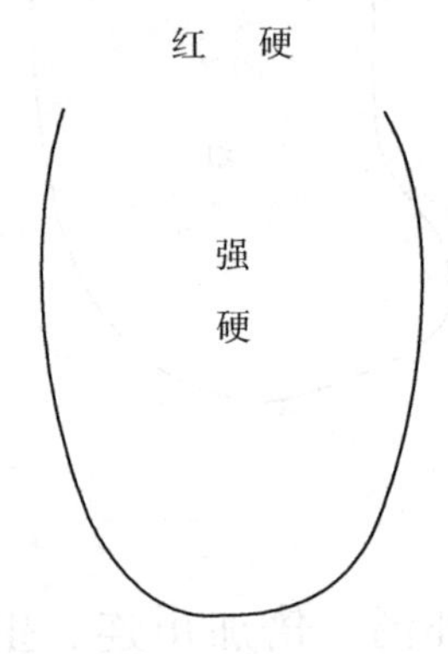

第一百零九，红硬舌。脏腑实热已极，又为燥火侵淫，误服温药，则舌根强硬，不能言语，或时疫直中三阴者亦有之均里证、实热证，无表证、虚寒证，宜十全苦寒救补汤，不次急服，必愈。旧说未当。

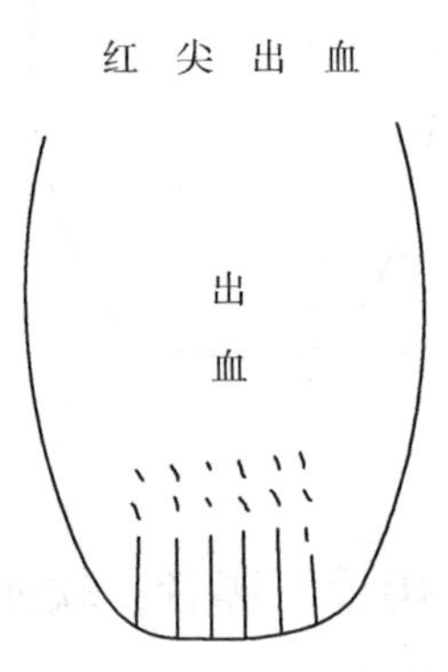

第一百一十，红尖出血舌。乃手少阴心经邪热壅盛所致，宜三黄泻心汤加黄柏、连翘、生地各三钱、真犀角尖六钱，不次急服则愈。旧说论证尚合，而用药嫌杂旧用加减犀角地黄汤，内有当归、赤芍、桔梗①、丹皮等，皆于邪旺时不宜。

红中双灰干

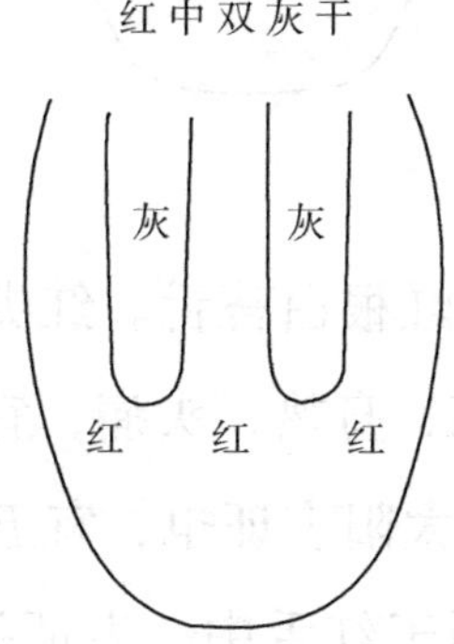

第一百十一，红中双灰干舌。脏腑皆热，而脾胃尤亟②也。伤寒邪入胃腑，发热谵语，循衣撮空者，常有此舌。实热人饮食郁结者亦有之。不论何脉，宜十全苦寒救补汤分二剂先大承气汤，后三黄白虎，不次急投，循环连服，将黑粪下净则愈。旧说谓下黑粪则死，谬甚是泥于书而临证少也。

---

① 梗：原作“便”，据六南本、丙午本及从吾好斋本改。
② 亟（jí 极）：急切。

尖红根白苔

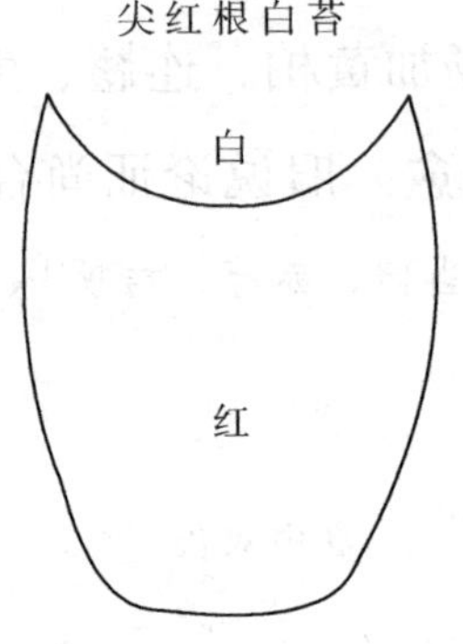

第一百十二，尖红根白苔舌。红尖是本色，白苔为表邪白浮薄滑者。如恶寒，身热，头痛，宜汗之；不恶寒，身热，头痛，烦渴者，太阳表证也，宜五苓散两解之。旧说尚是，惟此舌不应列于红舌中。表证初起往往不显于舌，若白苔厚腻，则又为里热证须参看白舌总论及第一，第二、三各条。

红 战 舌

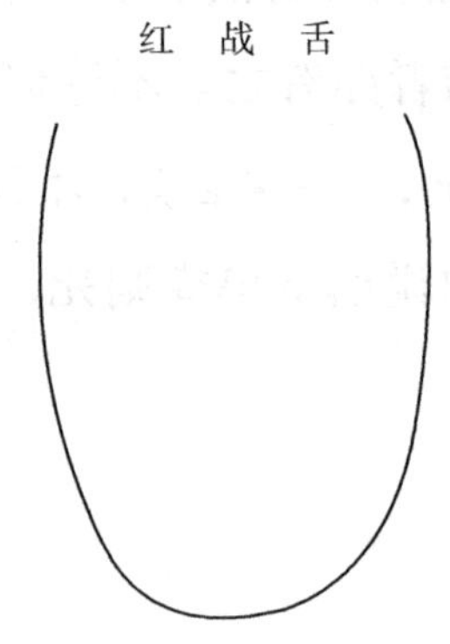

第一百十三，红战舌。鹯[①]掉不安，蠕蠕微动也。深红、赤红而战者，宜三黄、石膏等汤；紫红、瘀红而战者，宜三黄白虎、大承气；淡红而战者，宜十全大补汤人参、白术、茯苓、甘草、熟地、川芎、当归、白芍、黄芪、肉桂；鲜红、灼红而战者，宜六味地黄汤熟地、山茱萸、山药、茯苓、丹皮、泽泻。此舌虚火、实火皆有之均里证，无表证，误治即坏。旧说指为汗多亡阳或漏风所致，且不详辨而概用温补，谬也。

红细枯长

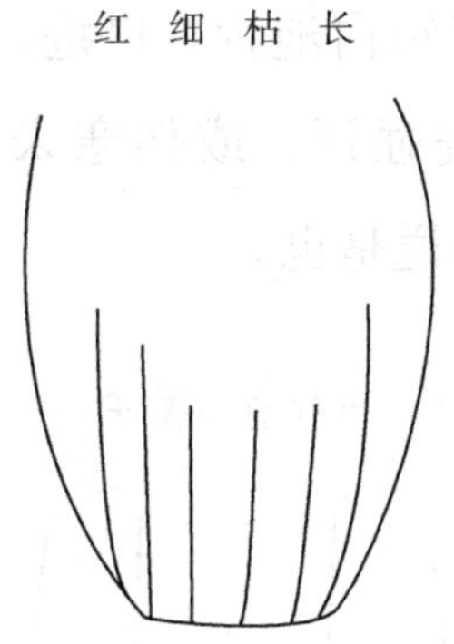

第一百十四，红细枯长舌。如绛红无苔，干枯细长而有直纹透舌尖者，阴亏已甚，少阴之气绝于内，不能上通舌根，故不显苔也，命绝难治聊用滋阴降火，亦敷衍而已。若赤紫红色，中间尚能显苔腻者黄黑不等，虽有直纹透尖，亦作为脏腑实热证不作阴虚，宜三黄白虎、大承气合投，可愈倘用二冬、二地等滋阴药引入阴分，即难治。辨之详慎，方不误人。

---

① 鹯（zhān 沾）：一种鹞类猛禽。

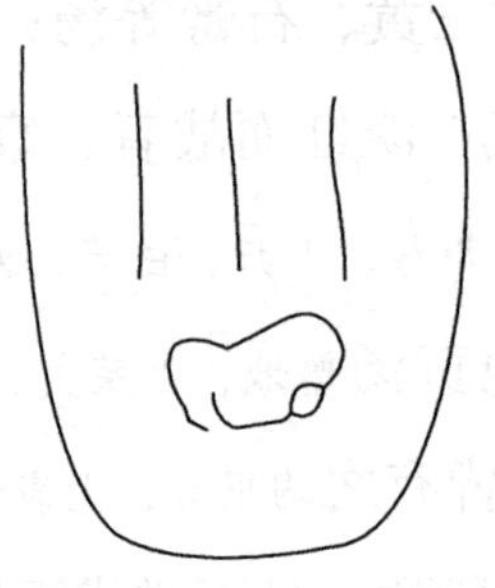

第一百十五，红短白泡舌。口疮，舌短有泡，声哑咽干，烦躁者，乃瘟疫强汗，或伤寒未汗而变，宜酌用三黄、石膏、犀角。旧说是也。

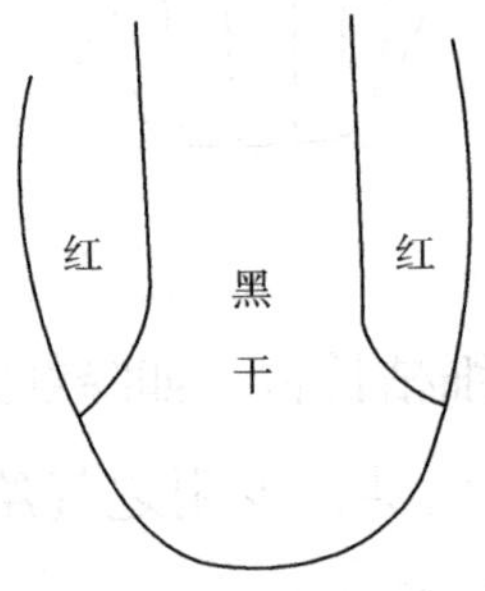

第一百十六，边红通尖黑干舌。脏腑实热，而心肺脾胃尤亟也。伤寒传少阴证、燥暑中少阴证、瘟疫症、杂病实热证，皆有之。不论何病何脉，宜十全苦寒救补汤，不次连服，则必愈。旧说急下再下，以平为期，是也。

红尖紫刺

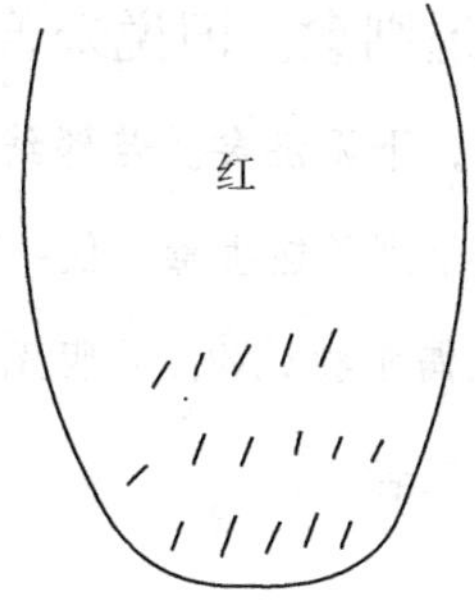

第一百十七，红尖紫刺舌。乃心经极热而又受邪火熏蒸也，宜大承气汤加黄连五①钱、连翘三钱，急服则愈。旧说用枳实栀子豉汤加大黄，虽下而不甚凉，芒刺再生，又不敢连投，安得不危？

红尖黑根

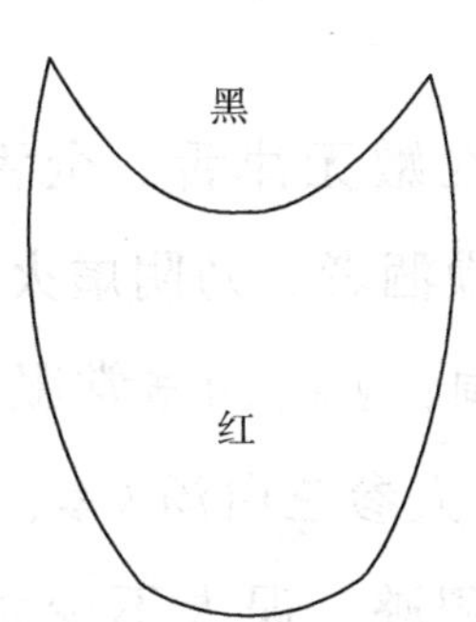

第一百十八，红尖黑根舌。心肾火炽，脾胃受困也。伤寒邪入阴，瘟疫毒中阴，实热郁伤阴，皆有之。不论何

① 五：从吾好斋本作“九”。

证何脉，用大承气急下以去其毒，用三黄白虎急凉以救其阴，二方连环服至黑退则愈。旧说未善彼谓瘟疫二三日可微下之，四五日后，舌变深黑，下无济矣。若邪结于咽，目瞑、脉绝、油汗者，一二日内死。盖微下则不能去毒，仅一①下之而不间以大凉药，则不能挽回已伤之阴，又偶尔尝试②，无胆无识，安得不死耶！此条须参看黑舌总论及第七十三舌。

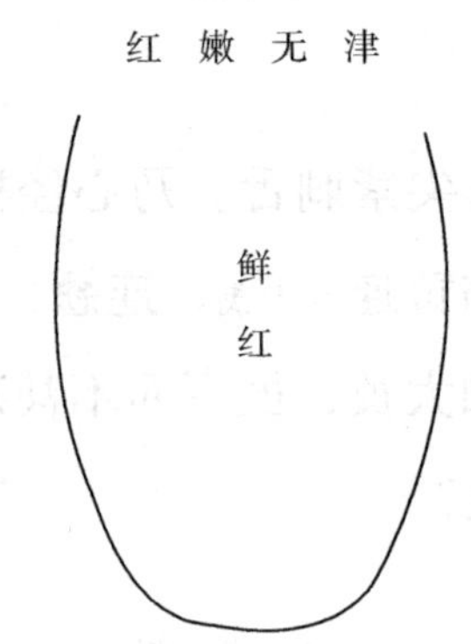

第一百十九，红嫩无津舌。全舌鲜红柔嫩而无津液，望之似润而实燥涸者，乃阴虚火旺也，宜十全甘寒救补汤与十全苦寒不同，见第八十舌常服之。旧说用生脉散人参、麦冬、北五味、人参三白汤人参、泽泻、白茯苓、白术、白芍、姜、枣，医家积弊，误人不少五味、白芍酸敛，人参燥肺，苓、术、姜、枣皆温补，以此治阴虚人，则肾火愈旺，真水益亏矣。

---

① 一：从吾好斋本作“以”。
② 试：原字漫漶，据云南本、丙午本及从吾好斋本补。

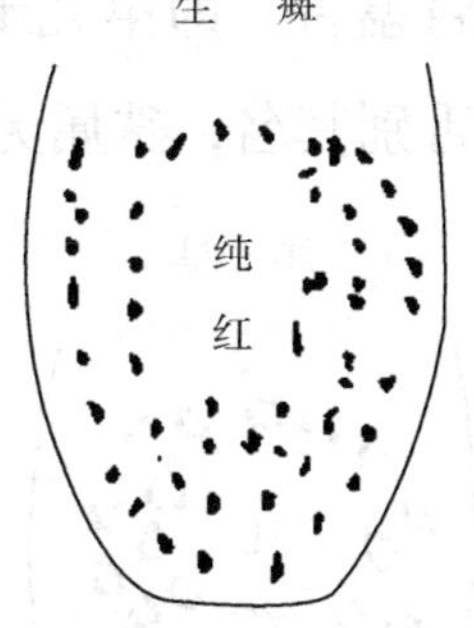

第一百二十，生瘢[1]舌。全舌纯红而有小黑点者，脏腑皆热也。伤寒邪传阳明腑失治，以致邪火逼入三阴证，或疫毒直中三阴证，或实热人误服辛温药，燥伤三阴证，均有之。不论老少，何病何脉，见此舌，即宜十全苦寒救补汤倍加真犀尖，连服必愈。旧说用元参升麻葛根汤及化瘢汤即白虎汤除粳米，加人参，误人多矣。非阴火，何可用元参？非表证，何可用升麻、葛根？热毒正旺，何可用参以补邪火？举世甘受其误，愿卫生者勿泥古不化焉。

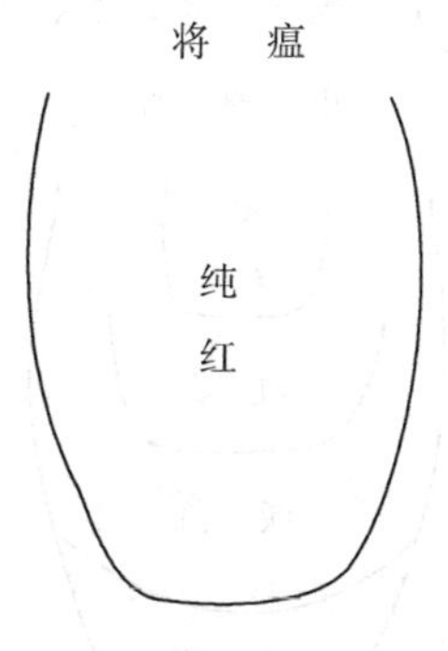

① 瘢（bān 班）：斑点状皮肤病的通称。此处指舌头上生的斑点。

第一百二十一，将瘟舌。即第九十八纯红舌也，治法亦同。旧说又以将瘟舌别其名，殊属无谓。

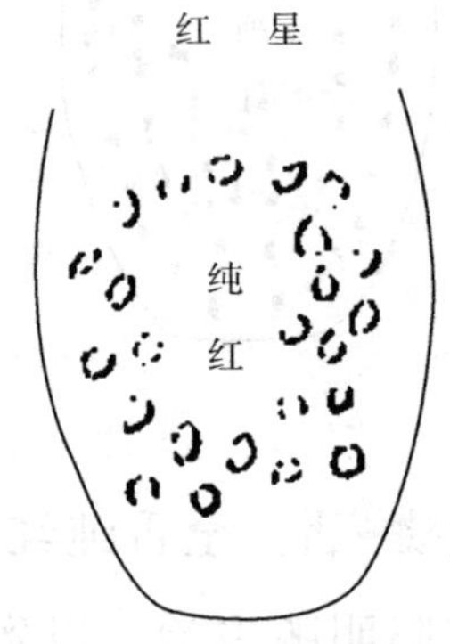

第一百二十二，红星舌。全舌纯红而有深红星，乃脏腑、血分皆热也。中燥火者，中疫毒者，实热人误服温补者，皆有之。其病多大热大渴，心胸胀满，皮肤燥痒，日夜不能眠，大便秘，小便涩不等均属里证，宜十全苦寒救补汤急投。旧说指为伤寒将发黄，用茵陈汤合五苓散，误也热毒传里，茵陈蒿汤不济事，五苓散内有苓、术、肉桂，皆于热人不宜。

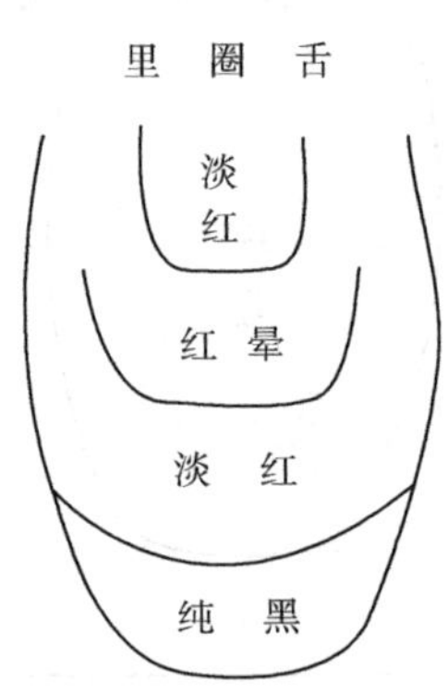

第一百二十三，里圈舌。淡红中有红晕，而弦又纯黑，乃心包络蕴热，复受邪火侵入，二火相逼，故显此舌，宜大承气下之。旧说是也。

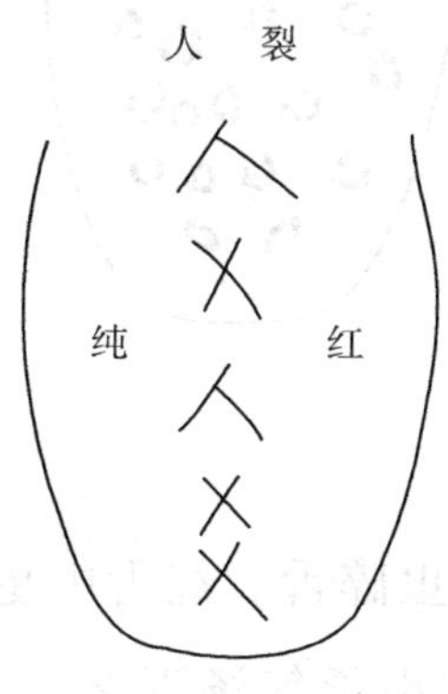

第一百二十四，人裂舌。红色中有裂纹如人字者，君火燔灼[①]，热毒炎上，故发裂也，宜凉膈散见第四十舌。如渴甚燥热者，宜大承气汤下之。旧说是也不论白红黄黑各舌，若中有裂纹如川字、爻[②]字、人字不等，或裂开直槽者，多由实热人误服温补药，热火在脏腑相争所致。大承气虽能下毒而未能凉沁肠胃，宜以白虎汤与承气循环服，不知者以为太重，实则力求周密之策也。凡治实热内逼之证，皆宜如此。

---

① 燔（fán 凡）灼：烧灼。燔，焚烧。

② 爻（yáo 遥）：指组成八卦每一卦的长短横道。

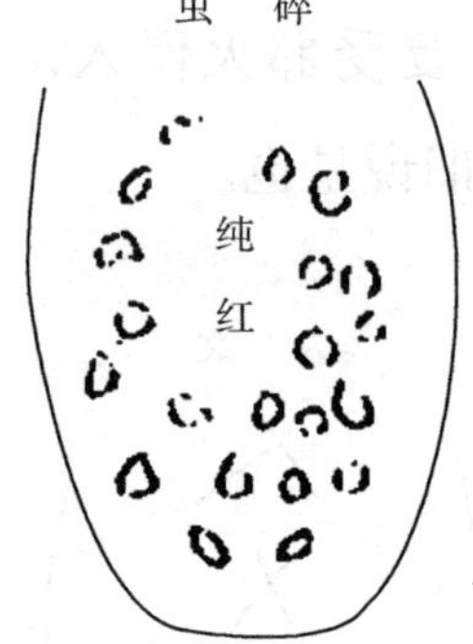

第一百二十五，虫碎舌。红舌中更有红点如虫碎之状者，热毒炽盛也，宜小承气汤下之，不退，再用大承气。旧说是也然不如将十全苦寒救补汤分为大承气、三黄白虎等二剂，循环连服，以舌净为度。

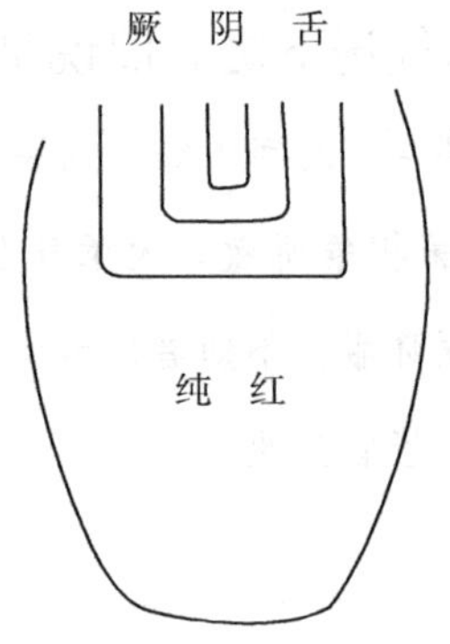

第一百二十六，厥阴舌。旧图绘全舌纯红，内有黑丝纹环其后，方正而不达边。余以为凡舌色纯红，兼显黑

丝，必非寒证，当是热气结于足少阴，宜用寒凉药。而旧说指为阴毒中厥阴，以理中四逆汤温之，未知合否？寒凉之判，吉凶所系，余未见过此舌，不敢妄断，请识者辨之。

紫色舌总论

紫见全舌，脏腑皆热极也。见于舌之某经，即某经郁热也。伤寒邪化火者，中时疫者，内热熏蒸者，误服温补者，酒食湿滞者，皆有紫舌。有表里实热证，无虚寒证。若淡紫中夹别色，则亦有虚寒证。凡辨舌，无苔则论舌之本色，有苔则凭苔之见[①]色，参之望闻问切，以判表里寒热虚实之真假，虽不中，不远矣。余数十年来，但知有紫色舌，未闻有紫苔舌，但见紫舌为各种热证，未闻概属酒后、伤寒。旧本专指酒后、伤寒，未免拘执。

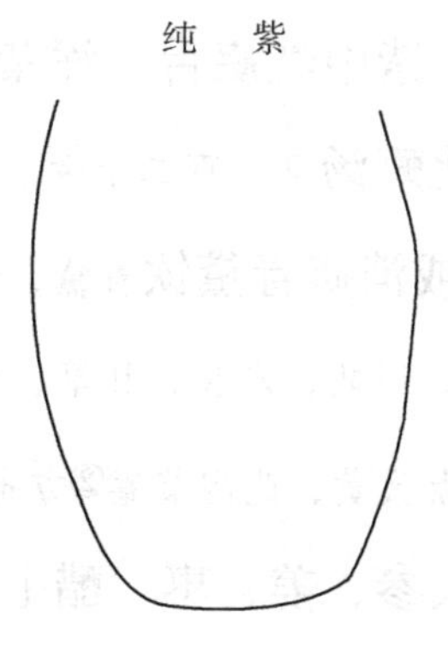

① 见：显露。

第一百二十七，纯紫舌。伤寒以葱、酒发汗，酒毒入心，或酒后伤寒，皆有之，宜升麻葛根汤加石膏、滑石。若心烦懊憹[①]，宜栀子豉汤，否则发瘢。旧说尚是。然紫舌非专属伤寒也，如伤寒邪化火，或中时疫毒，或误服温补，或内热郁结诸证，皆有之，均宜十全苦寒救补汤急服。

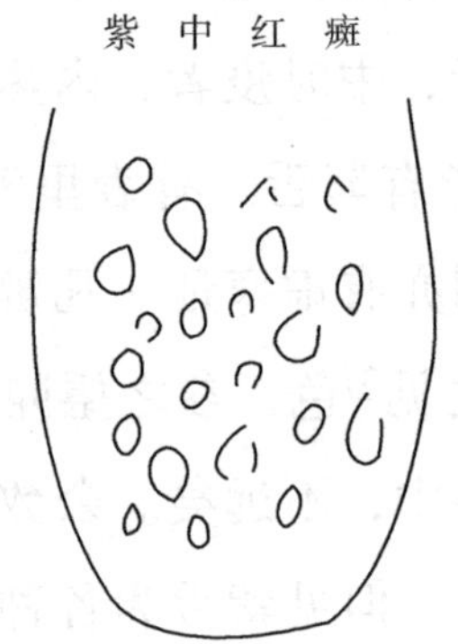

第一百二十八，紫中红瘢舌。浑紫而又起红瘢，或浑身更发赤瘢者，宜化瘢汤见一百二十舌、三黄解毒汤加青黛或凉膈散见四十舌，或消瘢青黛饮青黛、黄连、犀角、石膏、知母、栀子、元参、生地、柴胡、人参、甘草、姜、枣，加醋一匙，和服，大便实者，去人参加大黄，此陶节庵[②]方也。旧说近是，惟元参、生地、柴胡、人参、姜、枣、醋七者，皆与阳火实热

---

① 懊憹（àonáo 奥挠）：烦乱。憹，心烦。

② 陶节庵：即明代医家陶华，著《伤寒六书》《伤寒全生集》等。

里证不对，当除去乃效。若泥古方，不敢加减，亦足误人瘫证。

紫上白滑

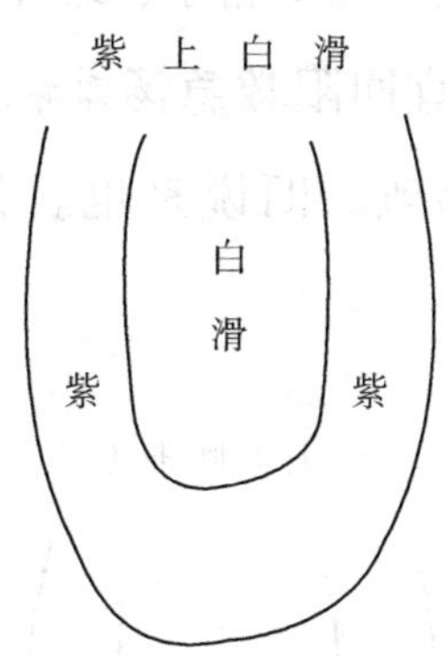

第一百二十九，紫上白滑舌。此脏腑本热，或因感冒时邪，身热恶寒头痛者，宜紫苏、薄荷、荆芥、甘草等轻表之。若白苔不滑而厚腻，则实热内蓄也。如无表证，宜苦寒清里药。旧说谓酒后感寒，或误饮冷酒所致，亦令人身热头痛恶寒，随证解表，可也。

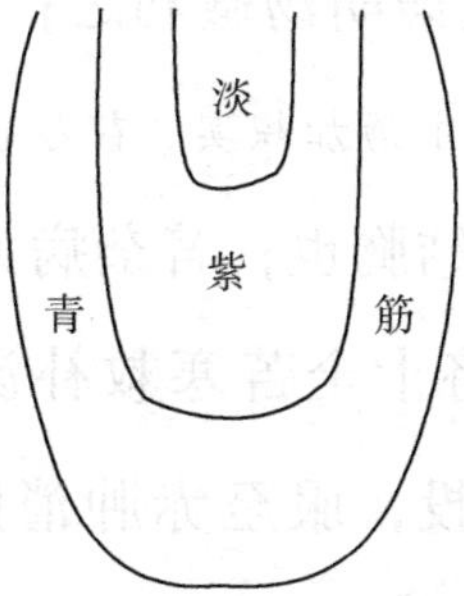

淡紫青筋

淡
紫
青
筋

第一百三十，淡紫青筋舌。淡紫带青而湿润中绊青黑筋者，乃寒邪直中阴经也，必身凉，四肢厥冷，脉沉缓或沉弦，宜四逆汤甘草、干姜、附子、理中汤人参、甘草、白术、干姜。小腹痛甚者，宜回阳救急汤即并四逆、理中，又加肉桂、半夏、五味、茯苓、陈皮也。旧说是也。若舌不湿润而干苦，则是实热，宜凉剂。

紫上赤肿干焦

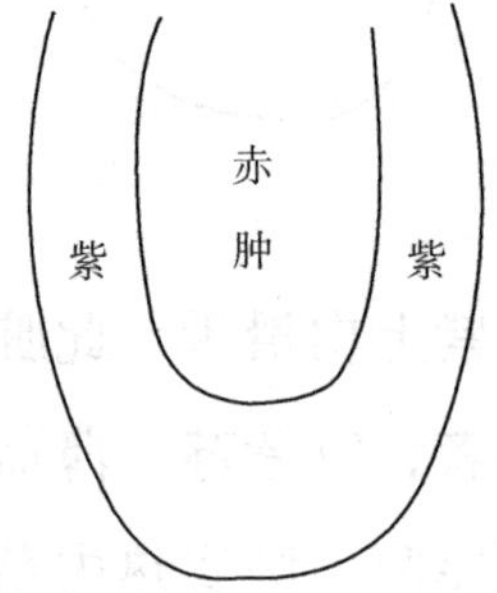

第一百三十一，紫上赤肿干焦舌。旧说舌边紫而中心赤肿，足阳明受邪，或已下后即食酒肉，邪热复聚所致。若赤肿津润，大柴胡汤微利之；若烦躁厥逆，脉伏，先用枳实理中汤即理中汤加枳实、茯苓也，次用小承气，是仍指伤寒证有寒食①结胸也；若杂病见此舌，乃脾胃实热已极，不论何脉，将十全苦寒救补汤分二剂一大承气汤，一三黄白虎，循环急投，服至赤肿消则必愈，过于迟疑，

① 食：疑为“实”字之误。

势必误人。

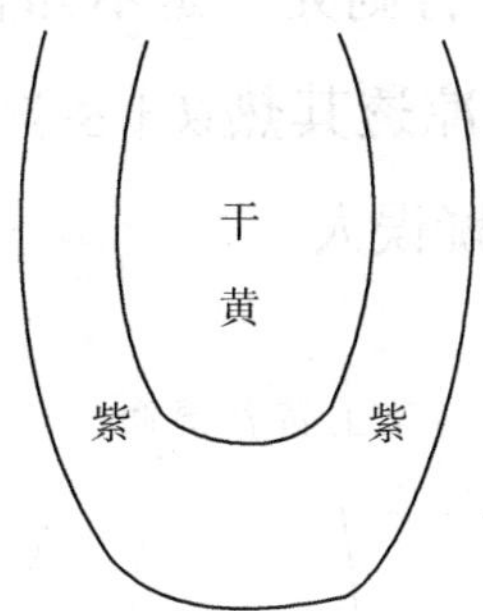

第一百三十二，紫上黄苔干燥舌。乃脏腑素热，脾胃尤甚。或嗜酒积热，或燥火入里，或误服温补所致，皆实热里证无表证，宜十全苦寒救补汤，对证加减连服则愈。旧说用大承气近是，用大柴胡则非也。

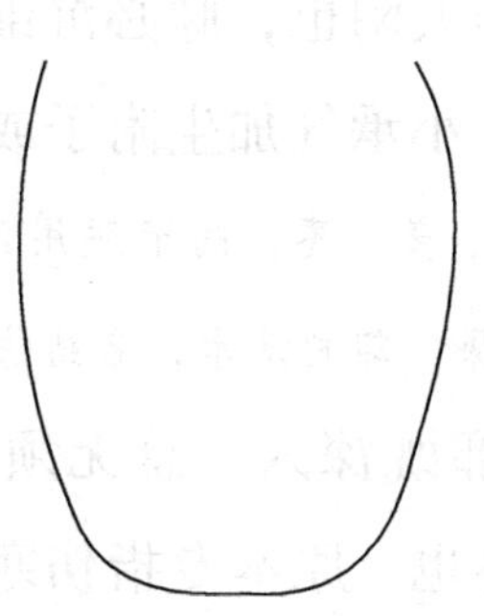

第一百三十三，紫短舌。色紫短而团圞[1]，食滞中宫又热传厥阴也，急以大承气下之。旧说尚是。又云下后热退脉静舌柔和者生，否则死，是不知舍脉凭舌之治法也。余意必当下净其积，凉透其热以十全苦寒救补分两剂，循环急投，若偶尔尝试，迟疑误人。

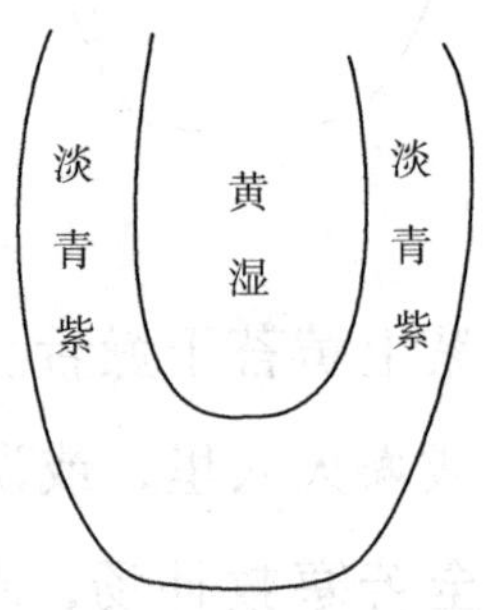

第一百三十四，紫上黄苔湿润舌。外淡青紫而中有黄苔，湿滑润泽，食伤太阴也，脉必沉细，心下脐旁，按之便痛，或转失气者，小承气加生附子或黄龙汤即大承气加甘草、人参、当归、桔梗、姜、枣，陶节庵用治邪热传里，谵语，发渴，心下硬痛，胃有燥屎，却利清水，名结热利证，非漏底伤寒也。旧说尚是。余意热邪既深入，总无须温以附子，表以桔梗，补以参、姜、枣也。原本专指伤寒证之伤食者，若杂病里证，有黄苔必热，宜下而兼凉。

---

① 团圞（luán 峦）：形容圆。圞，圆。

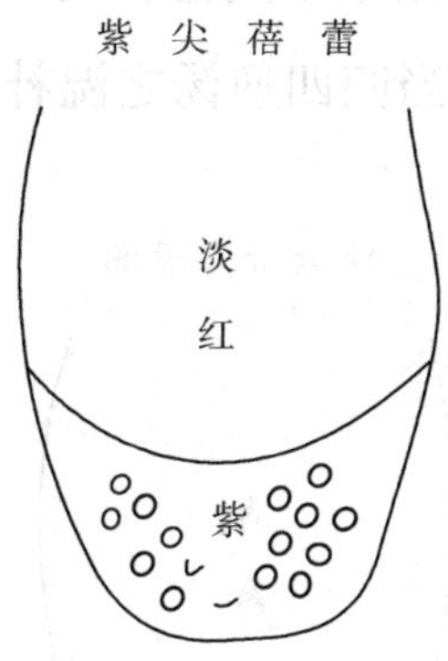

第一百三十五，紫尖蓓蕾舌。热毒中心血也，时疫、酒湿、杨梅等证皆有之，宜三黄、犀角、连翘、银花、生大黄、大青各三钱治之。旧说仍指为伤寒不戒酒食所致，殊未当也。

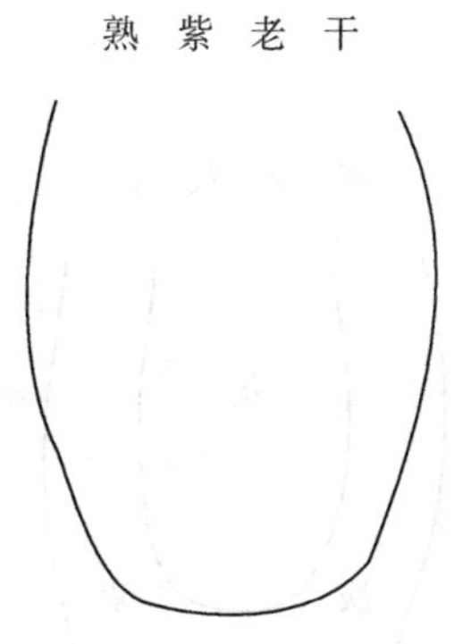

第一百三十六，熟紫老干舌。脏腑热极，又因邪传厥阴也。惟有十全苦寒救补汤分剂连投先服大承气，次服三黄白

虎、犀角等药，服至舌色嫩净则愈，迟疑则不治。旧说明知是热邪传阴，而仍用当归四逆汤之温补，谬极。

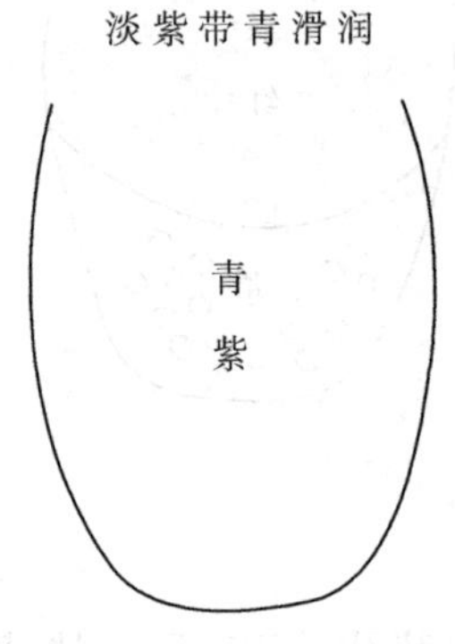

第一百三十七，淡紫带青舌。青紫无苔，多水滑润而瘦小，为伤寒直中肾肝阴证，宜吴茱萸汤吴茱萸、人参、生姜、大枣，治胃气虚寒，中有寒饮者、四逆汤温之。旧说是也。

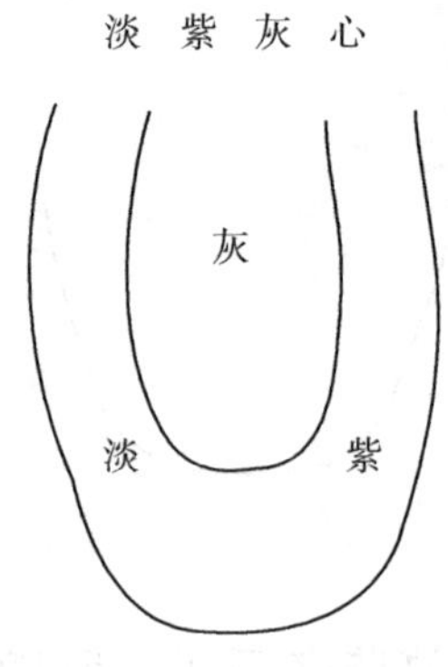

第一百三十八，淡紫灰心舌。或青黑，不燥不湿者，

为伤寒邪伤血分，虽有下证，只宜犀角地黄汤生地、白芍、丹皮、犀角加酒洗大黄微利之。旧说近是。若杂病里证，参看九十三舌。

霉酱色舌总论霉，音眉，物中久雨青黑也

霉酱色者，有黄赤兼黑之状，乃脏腑本热而夹有宿食也。凡内热久郁者，夹食中暑者，夹食伤寒传太阴者，皆有之。见此舌，不论何证何脉，皆属里证、实热证，无表证、虚寒证。旧论谓苔薄用桂枝汤加枳、橘、半夏，苔色厚为土邪克水，鲜有得愈者，皆谬说也。

纯霉酱色

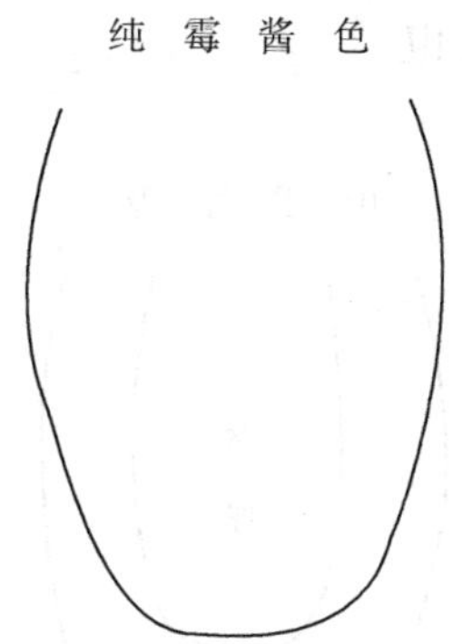

第一百三十九，纯霉酱色舌。为实热蒸胃，宿食困脾。伤寒传阴，中暑，烦躁腹痛，泻利闭结，大渴大热，皆有此舌。不论老少，何病何脉，宜十全苦寒救补汤，连服则愈。旧说谓下之不通必死，骇人误人。

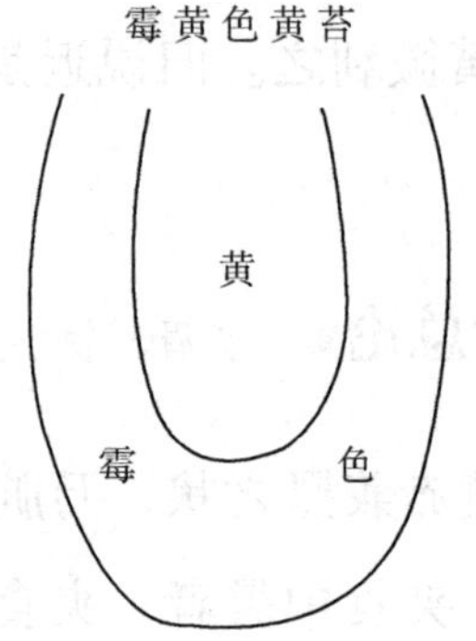

第一百四十，霉黄色黄苔舌。全舌霉色，中有黄苔，实热郁积，显然可见，宜大承气连服。旧说用二陈加枳实、黄连，恐未必效也。

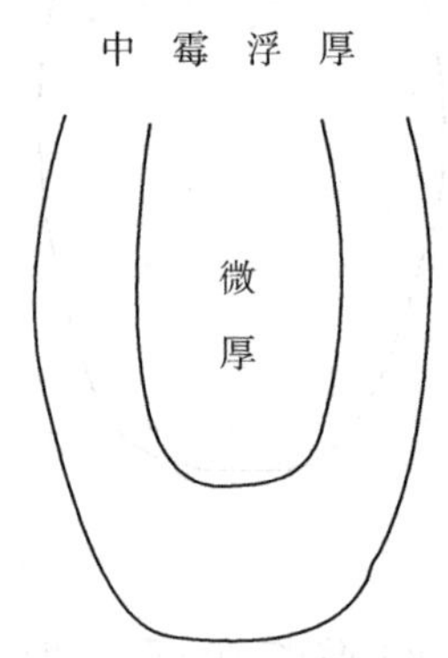

第一百四十一，中霉浮厚舌。宿食在中，郁久内热，胃伤脾困也。或刮不净而顷刻复生者，不论何证何脉，宜十全苦寒救补汤分二剂先大承气，次三黄白虎等药，循环急服则愈。旧说用枳实理中汤加姜炒川连此治寒实结胸者，与此舌不对。

蓝舌总论

蓝者，绿与青碧相合，犹染色之三蓝也。舌见蓝色而尚能生苔者，脏腑虽伤未甚，犹可医治。若光蓝无苔者，不论何证何脉，皆属气血极亏，势难延年。旧论泥于五行，谓金木相并，火土气绝，不分有苔无苔，概云不治，亦管窥之见耳。

纯 蓝 舌

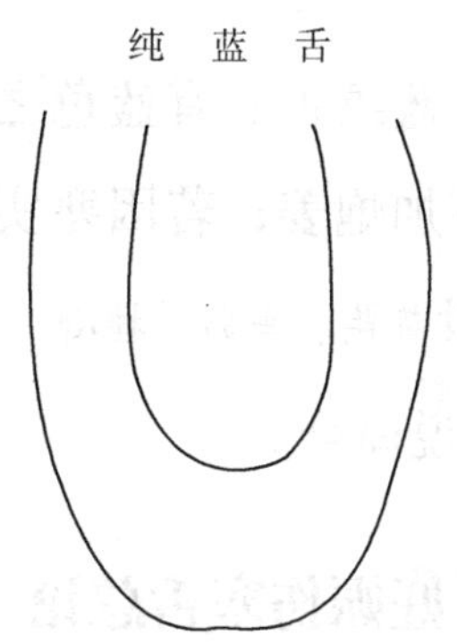

第一百四十二，纯蓝色舌。凡病舌见蓝光无苔者，不治。若蓝色而有苔者，心、肝、肺、脾、胃为阳火内攻，热伤气分，以致筋不行血也。其证有颠[①]狂，大热大渴，哭笑怒骂，捶胸惊怪不等，宜十全苦寒救补汤，倍加生石

① 颠：通“癫”。《急就篇》：“疝瘕颠疾狂失响。”

膏、黄连，急服则愈。若孕妇舌见纯蓝者，胎死腹中也，宜下之。

蓝　纹

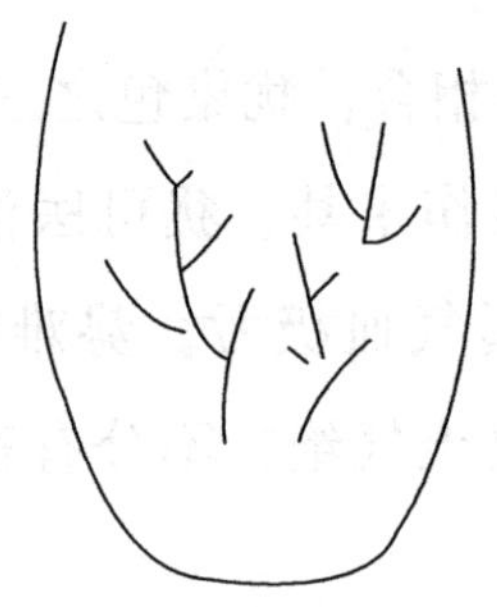

第一百四十三，蓝纹舌。有蓝色之纹也。在伤寒为胃气衰，小柴胡去黄芩加炮姜；若因寒实结滞者，宜附子理中汤或大建中汤急投黄芪、当归、桂心、芍药、人参、甘草、半夏、附子、姜、枣，旧说尚合。

妊娠伤寒舌总论

余家[①]训，望舌分经，察色辨苔，但求于表里寒热虚实，详审明确，即得治法要领。初无男妇老少之殊，亦无妊娠伤寒之异名也。治孕妇，勿误用损胎之药，然亦不能妄用保胎药以助火而扰胎。夫表有感邪必发散之，里有虚寒必温补之，倘里有实热，留之为害，亦必攻泻之，《内

① 家：原字漫漶，据云南本、丙午本及从吾好斋本补。

经》所谓有故无殒也有故者有病也，言用重药时，适对其病，则病当之而无害也。如孕妇或有黄黑舌、厚苔腻、芒刺、大便闭者，亦可酌用生大黄、元明粉等药，以去大热而不伤胎。知此则不必别立妊娠伤寒一门。旧本《舌鉴》既有图说，因踵为之辩，不敢人云亦云，将错就错旧论谓邪入经络，轻则母伤，重则子伤，而视母舌以知子，色泽则安，色败则毙。面赤舌青者，子死母活；面舌俱青出沫者，母子俱死；亦有面舌皆白而母子并死者，盖色不泽也。

孕妇伤寒白舌

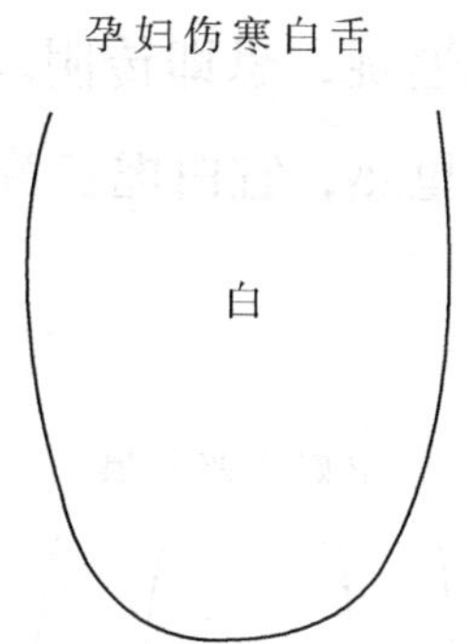

第一百四十四，孕妇伤寒白舌。初伤于寒，身热头痛无汗，两脸鼻气俱热，脉浮，舌上白浮滑者，宜温散太阳表药，得汗则愈。若无表邪证而有白浮滑苔，或白嫩无苔湿润者，则里虚寒也，宜温中之药孕妇之病，非专属伤寒，而白苔之舌，又兼有诸病，须参看白舌总论。

孕妇伤寒黄苔

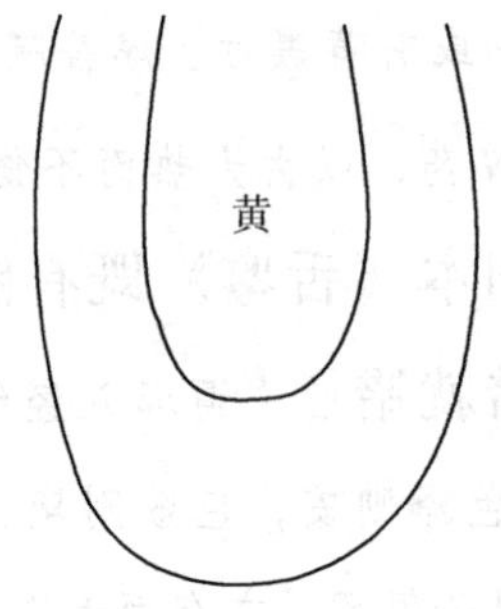

第一百四十五，孕妇伤寒黄苔舌。邪已化火，宜白虎汤，急服则愈，若稍迟疑，恐即传阴。伤寒治法，男女无殊。若非伤寒，即为里热，宜白虎三黄，审证酌用参看黄舌总论。

孕妇伤寒灰黑

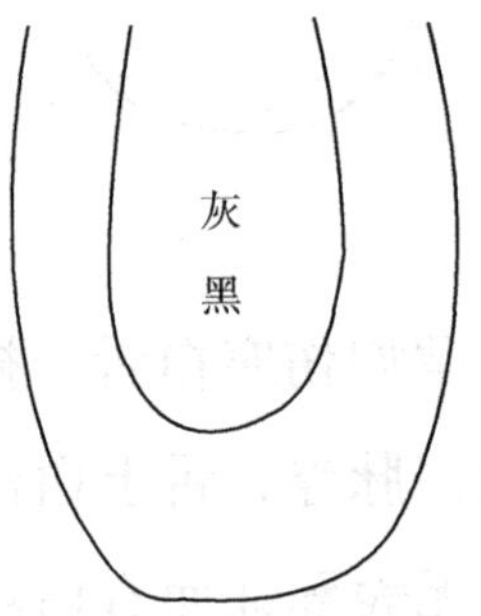

第一百四十六，孕妇伤寒灰黑舌。乃热逼三阴之候，不论伤寒传阴，实火伤阴，必须苦寒急凉，宜三黄白虎、生大黄、元明粉、陈厚朴、生枳壳等酌用，热清则胎安，慎勿妄用安胎补药，致益热而胎气上冲旧说谓面舌俱黑，水火

相刑，子母俱死；面赤舌微黑者，还当保胎；如见灰黑，胎必不固；若面赤则根本未伤，宜急下以救母。此医家相传，粉饰之谈耳。黑色亦有虚寒者，须参看黑舌总论。

孕妇纯赤

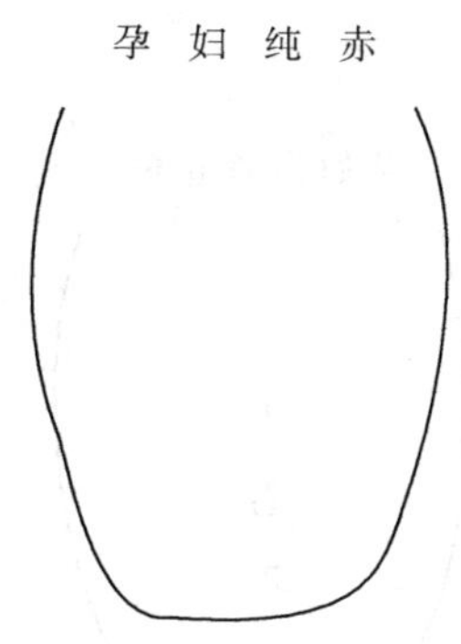

第一百四十七，孕妇纯赤舌色红过于寻常也。脏腑俱热也，不必拘于伤寒，当作实热证治，宜三黄白虎并投，则子母俱安，万无可虑。旧说泥定伤寒，又指面白为气虚而投姜、桂，窃虑如火益热，有损无益。

孕妇紫青

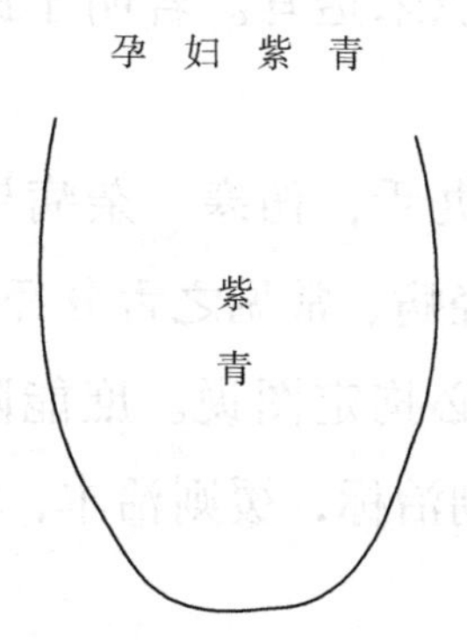

第一百四十八，孕妇紫青舌。伤寒无此舌，其或有者，乃热体误投温补，胞胎受热上冲所致，宜以三黄解毒散，误药则母子俱危紫青为热，若青紫则为寒，辨之宜慎。旧说谓伤寒夹食，非也。

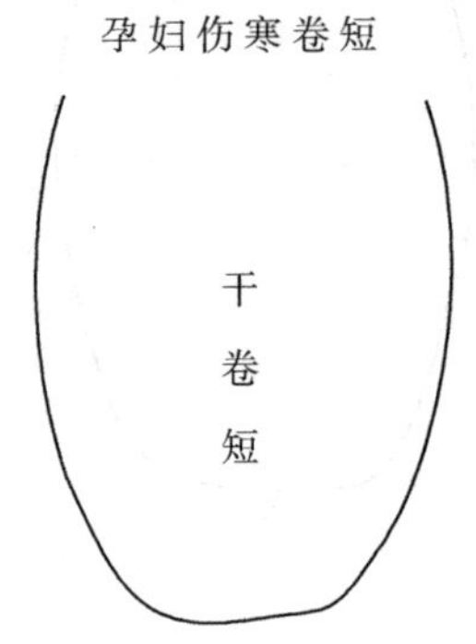

第一百四十九，孕妇伤寒卷短舌。面黑而舌干卷短，或黄黑刺裂，乃伤寒化火，传足厥阴也，宜大承气汤，以元明粉代朴硝急泻之则愈。旧说谓不泻则热邪伤胎，泻之则危在顷刻，此见识未透耳。若明于医者，除暴即以安良，无多疑虑。

以上一百四十九舌，伤寒、杂病皆有之，大半为重病、不常见者。其轻病、常见之舌分经别色，辨其表里及某经寒热虚实，不必拘定图说。庶能随机应变，虚则卫母，实则泄子，急则治标，缓则治本，审病用药，以平为期，补泻温凉，无或轩轾[1]。原本后附古案、新案诸条，力言用补药保全黑舌，不可枚举，命意偏重温补，是但知甘温为补，而不知当用苦寒之时，虽泻亦补也。原本又论燕都王生黑舌，既用甘温大剂，复用冷水一二斗，妄治而愈，彼亦不知其故，辄归功于温补。以余观之，安知非热病而得力于冷水乎？总之，黑舌有实热，有虚寒，区别之法，已详总论，若不将病源认明在先，而以探试幸中之药味表彰于后，断定某药可治某舌，鲜不传误矣。

万县王文选刻《伤寒舌鉴》于《活人心法》内，而跋其后曰：以手拭舌，滑而软者病属阴，粗而燥者病属阳；胸喜热物者病在阴，胸喜冷饮者病属阳。病在阴者宜温宜散，在阳者宜解宜下。数语尚是。然阅者若固执鲜通，必多遗误。何也？虚寒者，舌固滑而软，邪初传里者，真热假寒者，亦间有滑软之舌；实热者与邪入阴者，舌固粗而燥，阴虚水涸者，真寒假热者，亦或有粗燥之舌。其别异处，虚寒证必全舌色淡白滑嫩，无点无罅缝无余苔；邪初传里证，全舌白滑而有浮腻苔；寒滞积中者，舌亦相类。惟问所因，以辨证耳。真热假寒证，必全舌色白而有点、花、罅裂、积沙各实苔不等面苔刮不净，底色却隐红，多刮欲呕或干呕，重刮沙点，旁或出血，少许假证最惑人，宜慎辨之，以上为滑软舌之别。真寒假热证，全舌亦或黑色，干焦裂芒刺厚

---

① 无或轩轾（xuānzhì 宣至）：指高低轻重。轩，指车前高后低；轾，指车前低后高。

苔，惟用老生姜切平，轻擦即脱净，舌底必淡白而不红，或口呼渴而不多饮水者也若用姜擦之而苔坚不退，或口极渴而饮水常多者，是实热甚也。寒热之判，关乎生死。实热者与邪火入阴之证，全舌必有或黄或黑，积腻、干焦、罅裂、芒刺等苔。阴虚水涸者，全舌必绛色无苔，或有横直罅纹而舌短小不等以上为粗燥舌之别。至若胸喜热物者，不必定属虚寒真热假寒者，胸亦喜热物，胸喜冷饮者，不必定属实热真寒假热者，胸亦喜冷饮，又当别之舌色舌苔，参之望闻问切，以穷其变。

辩[①]正诸条，辄[②]言用苦寒重剂，不次急投，盖察舌色、苔状与病证毫无疑义，确知急病不可缓治，必神速方能奏功。苟逡巡退缩，拘于一日一剂，势必贻误。古所谓药到病除者，谓用药已到胜病之分量，病方能痊。到者，药力之到也，或数剂而到，或数十百剂方到，非入口即愈也。此中消息，惟阅历深者知之，若心气粗浮，察舌不准，审证未确，遽执余说，妄投重剂，又将致祸。所愿[③]辨舌者，小心谨慎于表里寒热虚实六字，鉴别至当，庶几经权正变，悉合中庸。余恪遵家训，用自摄养，非欲与世争长，过承垂询，不敢人云亦云，罄[④]布愚忱，惶问知我罪我。

---

① 辩：通“辨”。《说文通训定声·坤部》：“辩，假借为辨。”

② 辄（zhé 折）：总是。

③ 愿：丙午本作“谓”。

④ 罄（qìng 庆）：尽。

附　治白喉方

青鱼胆一个，他鱼胆亦可　青布横直一尺　葱白七个

上药用罐煎水至三沸，频频漱之，必令吐沫而后止，万不可咽下。此方不知传自何人。光绪十一年，刘渔珊太守在新疆忽染此症，时同病者十三人，七人已不治。刘君垂危，勺浆不入三日矣，家人环泣，料量[①]后事。适于敝簏[②]中翻出此方，依方治之，即能饮食，翼日[③]平复如常矣。分治五人，亦立愈。

① 料量：安排，处理。
② 簏（lù 鹿）：竹箱。
③ 翼日：翌日。

校注后记

一、作者及著作介绍

《舌鉴辨正》由梁玉瑜传、陶保廉录。梁玉瑜，字特岩，清末医家，广东茂名人。曾任新疆镇迪道太守。世代工医，至玉瑜已200余年，故亦精通医学，对凭舌验病、脉证从逆、寒热辨疑、药性补泻、食物损益、养生延年等都有独到见解。其诊病以辨舌为主，喜用寒凉，治则奇验，以医知名于时。陶保廉（1862—1938），字拙存，别号淡庵居士，清末医家，浙江秀水（今嘉兴）人。陶保廉自幼家学严格，于史学、舆地、医药和西学等方面都颇有造诣。光绪十九年（1893）在新疆时，因病得梁玉瑜诊，梁氏察舌后诊为实热，予苦寒药数剂而愈。乃向梁氏叩请舌诊之学，并以王文选所刻《活人心法》4册中之《舌鉴》为原本，逐条请问，以辨其精粗，录成《舌鉴辨正》。后又辑梁氏论医之言为《医学答问》四卷，刊于光绪二十一年（1895）。

《舌鉴辨正》是清代中医舌诊之重要著作，由清代医家梁玉瑜传，陶保廉录。成书于1894年，首刊于1897年。据书中凡例记载："四川万县王文选所刻《活人心法》四册，内有《舌鉴》，据云合张（登）氏一百二十舌，《薛氏医案》三十六舌，梁邑段正谊瘟疫十三舌，择录一百四十九舌……今即取此为原本。"逐条予以辨正。书共二卷，论述中医以舌审病的辨证方法共149条。书中上卷卷首有全舌分经图，分论白舌、黄舌和黑舌；下卷分论灰舌、红舌、紫舌、霉酱色舌、蓝舌和妊娠伤寒舌；书后附有治白喉方及案例一则。该书强调舌诊的重要性，对内伤病的舌诊法进行了补充和完善，对后世舌诊法有一定影响和贡献。

二、版本调研

根据《中国中医古籍总目》《中国医籍通考》等目录学著作和其他文献资料记载，《舌鉴辨正》现存版本如下：①清光绪二十三年丁酉（1897）兰州固本堂书局刻本；②清光绪三十一年乙巳（1905）云南高等学堂铅印本；③清光绪三十二年丙午（1906）石印本；④1917年常熟言氏从吾好斋石印本；⑤1917年开封新民社石印本（简称“新民社本”）；⑥抄本。在本次整理工作中，对藏于国家图书馆、上海中医药大学图书馆、上海图书馆、天津中医药大学图书馆、黑龙江中医药大学图书馆的各版本进行了调研，发现新民社本与从吾好斋本实为同一版本。兹略述如下。

1. 上海中医药大学图书馆所藏固本堂本

固本堂本藏本较多，中国中医科学院图书馆、北京大学医学部图书馆、天津图书馆、广州中医药大学图书馆、四川省图书馆等均有藏。该本为《舌鉴辨正》首刊本，在封面右上侧题有“光绪二十三年春新刊”，左下侧题有

"板存兰州固本堂书局"。上海中医药大学图书馆所藏刻本为同一版本，不同的是该本非二册本，而为原刊本己亥（1959）春合装壹册本，并在原刊本上添加了不少手书内容。

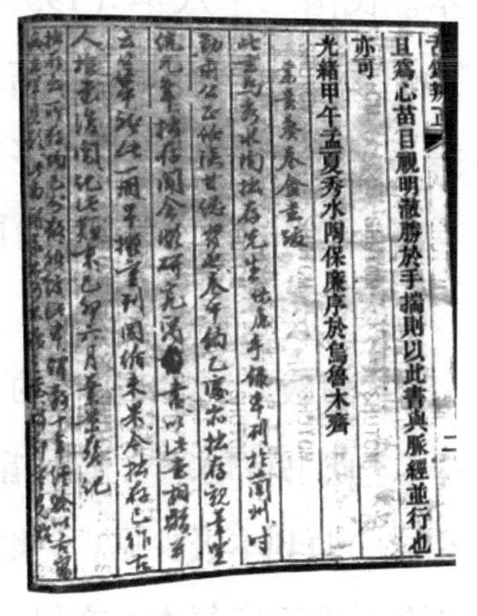
且爲心苗目覩明澈勝於手揣則以此書與脈經並行也
亦可
光緒甲午孟夏秀水陶保廉序於烏魯木齊

上海中医药大学图书馆所藏固本堂本书影一

（1）书序后有手书红字"叶景葵卷庵书跋"

跋文如下。

此书为秀水陶拙存先生保廉手录本，刊于兰州。时勤肃公正任陕甘总督也，卷中钩乙处，亦拙存亲笔。宣统元年，拙存闻余颇研究医书，以此书相赠，并云箧中只此一册。早拟重刊，因循未果。今拙存已作古人，检书复阅，记此类末。己卯六月叶景葵记。

拙存云，所存均已分散，只余此本，谓数十年经验，以舌审病，立竿见影，此为医家不可不读之书，故郑重见贻。

从上可知，宣统元年（1909）陶保廉将此书赠与叶景葵，此跋是叶氏记于己卯年，推之当是之后的1939年。叶景葵（1874—1949），字揆初，号卷庵，别署存晦居士，晚年号书寄生，浙江杭州人。清光绪二十一年（1895）中举人，清光绪二十九年（1903）中进士。曾任浙江兴业银行董事长、经理，拥有中兴煤矿公司、海盐面粉公司，并担任商务印书馆董事、监察人。叶氏出生书香门第，家中素有藏书，并收集了大批稿本、抄本、批注抄本与古今刻本。民国二十八年（1939）5 月，与张元济等创设上海合众图书馆，将藏书捐赠馆内。晚年致力于古珍稀版本的搜集，所写的札记、书跋多有独到之处。

（2）书后另有手抄丙午本“附跋”

“附跋”前有手书的说明如下：“此书曹炳章《辨舌指南》屡引之，而刊本极少见。沪地在光绪丙午曾有石印复本，亦仅此两种流传而已。石印本有朱文颖跋，今附录于后。”落款为：“己亥春巢念修率识于剩馥居”。结合书中“舌鉴辨正卷一”下方有“念修游目”红色钤印，可知上海藏书家巢念修曾浏览过此书，录丙午本附跋于书后，并将该本合装为壹册本。“沪地……仅此两种流传”指的即是固本堂本和丙午本两种版本。推算书中所记“己亥”，当为“丙午”之后的 1959 年。值得一提的是，巢氏在抄录过程中将原书附跋中的错字一并订正。

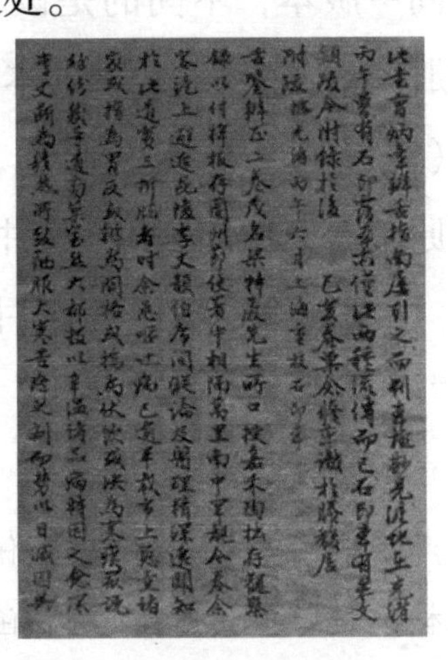

上海中医药大学图书馆所藏固本书影二

2. 上海中医药大学图书馆所藏丙午本

丙午本封面右侧题有“秀水陶氏兰州原刊本”，左侧题有“阳湖汪洵书专”，下面有“阳湖汪洵”方印；封二印有“光绪丙午六月上海重校石印”。由此可见，丙午本是以固本堂本为底本重校重刊。

汪洵（？—1915），字子渊，号渊若。原名学瀚，字渊若。阳湖（今江苏常州）人。光绪十八年（1892）中进士，授编修。书法摹颜真卿，得其神骨，又参以他帖而变化之，功力甚深。兼精篆、隶，尤工小篆。少时喜刻印，非旧友不知。所用印皆自作。工花卉、草虫，秀逸可爱，惟不轻动笔，鲜有知其能画者。暮年鬻书沪上20年。

与固本堂本相比，丙午本书后没有“附治白喉方”，原刊本“金城王之鋆、洮阳胡海珍校字”换作“周雪樵、杨季明、陆匋孙、顾宾秋仝校”，并有朱文颖附跋如下。

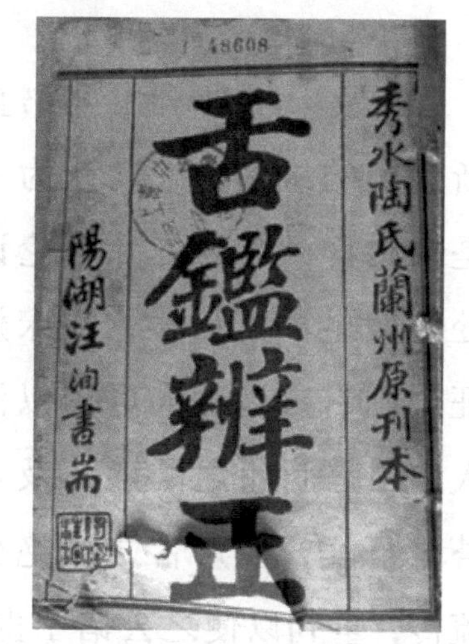

上海中医药大学馆藏丙午本书影

《舌鉴辨正》二卷，茂名梁特岩先生所口授，嘉禾陶拙存观察录以付梓，板存兰州节使署中，相隔万里，南中罕睹。今春余客沪上，邂逅毗陵李文韵伯，席间纵论及医理，精深透辟，知于此道，实三折肱者。时余患呕吐病已逾半载，市上悬壶诸家或指为胃反，或辨为关格，或揣为伏饮，或决为寒痰，众说纷纷，几等道旁筑室，然大都投以辛温诸品，病转因之愈深。李文断为积热所致，劝服大寒苦降之剂，而势以日减。因与论及辨证之难，李文出此册相示，受而读之，集中于各色之舌，详载靡遗，至其论证处方，尤足津梁后学。尝叹中外学术之歧异，西人务征实，故前人之法，后人可用以活人；华人务蹈虚，故前人之书后人转，因而殃世。千里之谬，起于毫厘之差。即就望切两端而言，明明脉象之蹈虚不及舌苔之征实，而古人论脉之书，汗牛充栋，辨舌之作，绝少流传，遂令后生小子，鸿毛性命，而往哲之微言大义，日以就湮，岂不大可慨耶！李丈有见于此，拟将此书醵资刊印，以公诸世，为当世讲卫生谋强种者之一助，而嘱余记其缘起。如此，余虽不文，又何敢辞？

时光绪丙午立秋日乌程朱文颖跋

从跋中不难看出此书重新刊印的缘由，朱氏认为一是书中详载各色之舌，论证处方尤足津梁后学，临床辨证准确有效，后人可用以活人；二是脉象之蹈虚不及舌苔之征实，但辨舌之作绝少流传，重刊以使之公诸于世，不至于日以就湮。

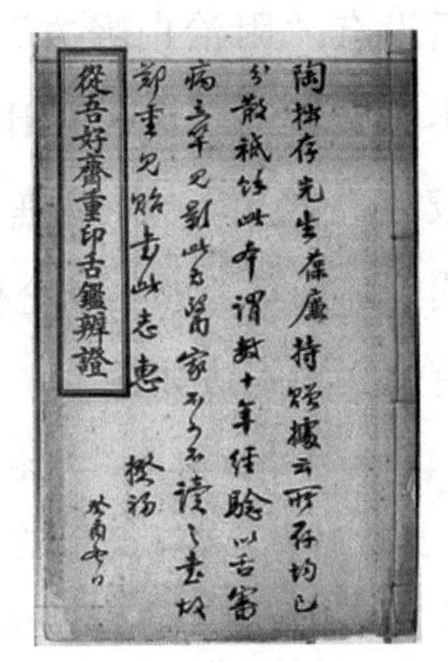

上海图书馆所藏以吾好斋本书影

3. 上海图书馆所藏从吾好斋本

封面题为“从吾好斋重印舌鉴辨正”，并在右侧有叶景葵手笔题字。

陶抽存先生保廉持赠。据云所存均已分散，只余此本。谓数十年经验以舌审病，立竿见影，此为医家不可不读之书。故郑重见贻，书此志惠。

揆初

癸酉冬日

此亦为叶景葵所手书，内容与上海中医药大学图书馆所藏固本堂本中“叶景葵卷庵书跋”最后一段几乎一致。从“癸酉”推之当为1933年，比“叶景葵卷庵书跋”之“己卯”年（1939）早6年。由此可知，“叶景葵卷庵书跋”最后一段，当是叶先生将此段抄录过去的。

文中“凡例”之后刊有“正误表”。“正误表”长约40厘米，宽约30厘米，纸张较薄，折叠于书中时间较长，折缝处已稍有破损，所幸文字仍清晰可见。

书后亦有“附治白喉方”，并另有言同霈跋。

仆幼而多疾，先公遂以百药字之，纪实也。稍长疾尤甚，叔父俊生授以《医宗金鉴》使读之，偶有领悟，沾沾自喜。先慈操持家政，艰苦备尝，中年以还，时多病痛，忿庸医之无效，乃游于汪子常子正、阎玉相珅两先生之门，执弟子礼焉。旋因攻举子业，妄冀有所猎取，时作时辍，屡试不第，壮志已灭。拳匪乱作，避地游梁，获交徐惺农、王润生、王雪耘、张春阶、张翼卿、林宾古诸君子，皆当世以医名者，朝夕请益，稍窥门径，益知其难。奉差安汤林棉煤征收局时，又得与李可亭兄订交，暇辄博览古今秘籍，时时以两人所得经验方书互相交换。安汤五方杂处，传染病多，李可兄外鲜得良医，仆为友人所嬲，辞不获已，稍稍出而问世，时有幸中，尚不至贻师门羞，遂得读李可凡所藏陶保廉、梁特岩两君所传录《医学答问》《舌鉴辨正》两书，得未曾有欣喜逾量。考《舌鉴辨正》一书，本诸张诞先《伤寒舌鉴》，法守古贤，阐发新义，又推广及于内外杂证，略者详之，阙者补之，诚为空前绝后之杰作。两君不忍自秘用，公诸世，初刻于甘肃兰州，继为绍兴何氏摘选列入《感症宝筏》中，惜未全录。自有此书，勿论知医与不知医，但能凭舌认证，应手立效，所以保全生命甚多，张诞先不得专美于前矣。盖自上古乳下、两额、两颊、耳前、足指、踝后、趺阳诸诊失传后，世医不知古之名贤，非仅但诊手脉一端，其他诸诊法详见于《伤寒论》《素问·平人气象论》《决死生论》中，庸流俗子以医为糊口计，但知骗取金钱，几不识手诊脉法为何事，更遑论夫诸诊之详备耶？仆不敏，间尝涉猎医书，见一证兼数脉、一脉兼数证，大寒似热、阳极似阴，稍一不慎，死生以之。病重者呼息不调，脉证相反，手脉有时穷而反不可凭，不如舌不隔膜，举目可见，细心按脏腑、部位，分别推求，确有把握。今之医家，如能遵道而行，百不失一，诚有补天浴日之功，旋乾转坤之力，生死人而肉白骨，登斯民于仁寿者。倘荷仁人君子广为流传，俾穷乡僻壤家喻户晓，不特业医者有所师资，即侍亲者亦克尽子职，不至为庸医所误，庶不负仆重印此书之本旨也。《医学答问》俟诸异日，此书先付石印。书既成，志其原起如右。

中华民国六年十月

常熟百药氏言同霨跋于林虑之从吾好斋

言同霨（1873—1925），谱名敦棣，字百药，江苏常熟人。言家驹子，师从汤寿潜。历任河南新野等地厘税差使、财政部盐务署纂修等。有《从吾好斋词草》一卷，与言有章《坚白室诗草》合刊于民国十八年（1929）。

考林虑，为旧时地名，现在河南安阳林州市。跋中“奉差安汤林棉煤征收局时”之“安汤林”，为今日河南安阳、汤阴、林州。由此可见，此书为言氏1917年在河南任差时所刊。从书后有“附治白喉方”，及未曾见朱文颖跋文，推之此本应该也是以固本堂本为底本重新刊印。

因该本下书口印有“开封新民社印”，故疑该本与同为1917年刊印之开封新民社石印本或为同一版本。经在国家图书馆调研对照两本，发现确实为同一版本。与上海图书馆所藏不同，国家图书馆所藏两本“凡例”之后的“正误表”已被修复时装订起来，无法展开。

此外，天津中医药大学图书馆所藏云南本，封面题有“滇黔节署重印”，封二印有“云南高等学堂铸板”，从内容和版式来看，与固本堂本亦无太多差异。黑龙江中医药大学图书馆所藏抄本未见，由该馆提供的版本信息可知，该抄本为仅有第一卷的残本，毛边纸，无界栏，半页10行，每行22字，墨字，朱笔句读，附有舌图。

三、学术思想和特点

本书为清末舌诊专著，因是以《舌鉴》为原本逐条辨正，故仍按原体例以舌分类。每类舌之前均有总论，对这一类舌进行详细概述，提纲挈领指明诊断要点，对于学医者而言，易懂易学。而书虽以舌诊为主，又不仅限于舌诊，不时夹以说理、治法、方药，甚至于实例病案，对于临证有十分重要的学习参考价值。

1. 强调舌诊的重要性

梁玉瑜十分重视舌诊，在《舌鉴辨正》一书中特别强调辨舌胜于辨脉，其理由有三：一是“脉隔皮而舌无皮”，且“切脉凭指，涉于恍惚，而观舌凭目，尤为昭著”，强调舌诊相对于脉诊更为直观，认为辨舌较证脉稍易；二是临证时往往“寒脉不变，热脉多变，而舌色则不乱也”，舌诊比脉诊更易把握；三是“脉动之源根于心，每刻心跳若干次，则脉动亦若干次，以脉验心病颇显，以脉验他脏之病，每易混乱，况病人心血阻滞，往往病未必死而脉已结代或伏乱，惟舌居肺上，腠理与肠胃相连，腹中元气熏蒸酝酿，亲切显露，有病与否，昭然若揭，亦确然可恃。”所以在临床诊断中，他提出“小病以舌脉参判，久病及略重之病，脉有时不可凭者，则当舍脉凭舌，切勿拘执脉象”。陶保廉也认为“舌不隔膜，且为心苗，目视明澈，胜于手揣”，因此在序中指出《舌鉴辨正》“非独为医林别树一帜，实足辅切脉之穷也……以此书与《脉经》并行也亦可”，突出舌诊在临床诊断中的重要性。

2. 补充内伤病舌诊法，完善辨舌体系

明清时期，随着临证医学的发展以及临床医家对舌诊的广泛重视和应用，舌诊的研究进入全面鼎盛时期，越来越多的舌诊专著逐步出现，许多综合性医书中也有专门的舌诊专篇，丰富了舌诊的内容。除了有关伤寒病舌诊的论述外，温病学派创立了适用于温热病诊断的察舌方法，傅松元在其《舌苔统志》中也提出以前的舌诊“只辨伤寒，不及杂证”，因此开始重视根据舌色辨杂证，但都未系统地将伤寒病和内伤杂病的舌诊辨证结合在一起，形成完整的辨舌体系。《舌鉴辨正》则明确指出“原本只以舌色辨伤寒，不知种种杂病皆可观舌，以别寒热虚实”，在伤寒病舌诊辨证的基础上增加了内伤病舌诊法，九大类舌首列总论，分伤寒、杂病各述其辨证大纲，继则分条绘制舌图，论述每一种舌象在外感病和内伤病中的诊断意义，以及相应的治则和用药方法。如在白舌总论中首先就提出“不独伤寒始有白舌”，随后对白舌辨伤寒分 3 类进行阐述：“白浮滑薄苔，刮去即还者，太阳表寒邪也；白浮滑而带腻带涨，色分各经，刮之有净有不净者，邪在半表半里也；全舌白苔，浮涨浮腻，渐积而干，微厚，刮不脱者，寒邪欲化火也。”又对杂病之人分 3 种情形来分别论述：“舌白嫩滑，刮之明净者，里虚寒也；白厚粉湿滑腻苔，刮稍净，而又积如面粉发水形者，里寒湿滞也；白粗涩，有朱点，有罅纹之苔，白干胶焦燥满苔刮不脱，或脱而不净者，里热结实也。”在具体的每一舌象中，首先描述其形态色泽，并总括其病机，随后分论该舌象在伤寒、杂病中的辨治。如厚白滑苔舌，梁氏认为是“脾胃有寒湿也，表里证皆有之”，伤寒病“邪在太阳，口不干，舌不燥，头痛发热，无汗恶寒，身痛，脉浮紧者，宜麻黄汤，发汗自愈”，若为杂病里证，则“宜白茯、白术、苍术、干姜、附子等药”。梁氏的这些论述使得舌诊辨治内容更为全面，完善了中医辨舌体系。

3. 提出独特的舌面脏腑分属理论

书中首篇即为“全舌分经图”，详述舌面脏腑分布，阐明其在舌诊中的重要性。在此之前的医家只提出“舌尖主心，舌中主脾胃，舌边主肝胆，舌根主肾”的观点，现代《中医诊断学》亦引用了这一理论。梁氏则述说得更为具体，认为舌根主肾、命门、大肠，应小肠、膀胱，舌中左边主胃、右边主脾，舌前面中间属肺，舌尖主心、心包络、小肠、膀胱，应大肠、命门，舌边左主肝、右主胆，并指出舌尖统应上焦，舌中应中焦，舌根应下焦，因此病理舌象出现在何处，就是何经之病。书中各舌亦按此绘制、描述，并分析病机，提出相应治法。如黄苔中黑通尖舌，则为心、肺、脾、胃、肾、大小肠均热，治法与实热证相同，方用十全苦寒救补汤；又如半边白滑舌，白滑在左乃肝寒，宜温肝药，白滑在右乃胆寒，宜温胆药。这些都是梁氏舌面脏腑分属理论在临床实际中的具体运用。

4. 注重刮舌验苔

梁氏认为舌诊不能单凭目测，必须“刮舌验苔”，察看苔底以辨别有病无病及病变真假等。一般刮之易去，舌质明净光滑，多为里虚寒证；刮之不去，多里有实邪。如在白舌总论中说，刮之明净者里虚寒也，刮不脱或脱而不净者，里热结实也；在黄舌总论中云，刮之明净即为无病，刮之不净均是热证，并指出凡言净者“必须清洁光明见淡红润泽之底”，刮之不净则是“刮后仍留粗涩垢腻如薄浆糊一层者，或竟刮不脱者”。特别是在全书最后，针对王文选“以手拭舌，滑而软者病属阴，粗而燥者病属阳”的论述，用刮舌验苔法补充了对真热假寒证和真寒假热证的辨别。他认为舌色虽然全白而兼有点花、罅裂、积沙等实苔的表现，但舌苔刮不净，底色隐红，多刮欲呕或干呕，重刮出沙点或出血，就是真热假寒证。如果全舌呈黑色，并出现干焦、裂芒、刺厚苔，用老生姜切平轻擦舌苔即脱净，舌底为淡白色而不红，或者口中呼渴而不欲多饮水者就是真寒假热证；但若用生姜擦舌而苔坚不退，或口极渴而饮水常多者，即为实热。可见刮舌验苔法在临床上具有重要诊断价值和意义。

5. 首载“十全”类方

《舌鉴辨正》一书涉及用方56首，除经典的白虎汤、大承气汤、大柴胡汤、凉膈散等，另首次记载了一些方药，其中最有特色的是“十全”类方，即十全甘温救补汤、十全苦寒救补汤、十全辛温救补汤和十全甘寒救补汤。书中“黑舌总论”提及虚寒而舌黑者当用十全辛温救补汤时，其后有“传薪集”3个小字，然未查见此书，怀疑这4个方子可能出自于《传薪集》一书中，但原书已佚，或此书为梁氏家传未外传。十全甘温救补汤由黄芪、人参、白术、熟地、川芎、当归、鹿茸、白芍、茯神、甘草组成，书中共出现5次；十全苦寒救补汤由生石膏、知母、黄芩、黄连、黄柏、大黄、芒硝、厚朴、枳实、犀角组成，共出现43次；十全辛温救补汤由附子、干姜、肉桂、肉豆蔻、木香、陈皮、半夏、川椒、丁香、藿香组成，共出现6次；十全甘寒救补汤由生地、麦冬、天冬、玉竹、玄参、沙参、山药、牡丹皮、泽泻、地骨皮组成，共出现2次。由上可见，梁氏用得最多的是十全苦寒救补汤，该方实为大承气汤合白虎汤加三黄、犀角而成，临床一旦对证，梁氏即投以此方，甚至以此方破格加重石膏用量，或以此方拆单为三黄白虎、大承气汤间服，运用灵活，得心应手。后《重订广温热论》卷二中增入此方，并言“此方系茂名梁玉瑜传”，用于治疗温病热盛体臭、不省人事、舌见黑苔者，并附梁氏辛卯年在清江浦治疗温病之医案于其后。

此外，书中记载的平阳清里汤亦出自《传薪集》，方用生石膏、知母、黄芩、黄连、黄柏、犀角、羚羊角、生甘草，用于白滑苔黑心舌之实热里证，《重订广温热论》《湿温时疫治疗法》中均有收录。

6. 提倡辨舌勿拘执，临证需灵活

梁氏认为辨舌不能太拘执于书本图象，如书上所绘中黑边白、右黑左白、白中双黄等图象界限分明，但临床实际“病舌所显之色，其界限断非截然分清，惟偏浓偏淡处自有不同之状……阅者勿泥图以观”。同时指出书中149舌，以重病、不常见者为多，“其轻病、常见之舌分经别色，辨其表里及某经寒热虚实，不必拘定图说”，并言“图说只见大概，耳闻不如面授，看书不如临证”“当别之舌色舌苔，参之望闻问切，以穷其变”。最后还特别强调，书中“用苦寒重剂不次急投，盖察舌色、苔状与病证毫无疑义，确知急病不可缓治，必神速方能奏功”，“若心气粗浮，察舌不准，审证未确，遽执余说，妄投重剂，又将致祸”。言明临床辨证准确的重要性。这说明梁氏临证虽善用寒凉，但并非妄用，而一定要辨明病证的表里、寒热、虚实，方可对证用药。

此外，梁氏敢于纠正前人错误，如指出《舌鉴》原本“拘于伤寒日数”，认为病情万变，“伤寒传经无一定日数，所传之经亦无一定次序”，认为“辨伤寒舌必拘几日见某色，是茹古不化，以耳为目，误己误人”，并指出“传经亦不但伤寒，凡伤暑伤热，皆能传也”。对原书中一些拘执五行、以颜色生克推断病人吉凶预后的观点持批判态度，认为“阅历深者，自知病状未必尽合五行”。而对未见过的舌象则不妄加评断，如半边白滑舌，梁氏临证未见“如此清楚之舌”，故对原说用小柴胡加减“不知合否”，不作妄断，表现了实事求是的态度。

总书目

医经

内经博议
内经提要
内经精要
医经津渡
素灵微蕴
难经直解
内经评文灵枢
内经评文素问
内经素问校证
灵素节要浅注
素问灵枢类纂约注
清儒《内经》校记五种
勿听子俗解八十一难经
黄帝内经素问详注直讲全集

基础理论

运气商
运气易览
医学寻源
医学阶梯
医学辨正
病机纂要
脏腑性鉴
校注病机赋
内经运气病释
松菊堂医学溯源
脏腑证治图说人镜经
脏腑图书症治要言合璧

伤寒金匮

伤寒考
伤寒大白
伤寒分经
伤寒正宗
伤寒寻源
伤寒折衷
伤寒经注
伤寒指归
伤寒指掌
伤寒选录
伤寒绪论
伤寒源流
伤寒撮要
伤寒缵论
医宗承启
桑韩笔语
伤寒正医录
伤寒全生集
伤寒论证辨
伤寒论纲目
伤寒论直解

伤寒论类方

伤寒论特解

伤寒论集注（徐赤）

伤寒论集注（熊寿试）

伤寒微旨论

伤寒溯源集

订正医圣全集

伤寒启蒙集稿

伤寒尚论辨似

伤寒兼证析义

张卿子伤寒论

金匮要略正义

金匮要略直解

高注金匮要略

伤寒论大方图解

伤寒论辨证广注

伤寒活人指掌图

张仲景金匮要略

伤寒六书纂要辨疑

伤寒六经辨证治法

伤寒类书活人总括

张仲景伤寒原文点精

伤寒活人指掌补注辨疑

诊　　法

脉微

玉函经

外诊法

舌鉴辨正

医学辑要

脉义简摩

脉诀汇辨

脉学辑要

脉经直指

脉理正义

脉理存真

脉理宗经

脉镜须知

察病指南

崔真人脉诀

四诊脉鉴大全

删注脉诀规正

图注脉诀辨真

脉诀刊误集解

重订诊家直诀

人元脉影归指图说

脉诀指掌病式图说

脉学注释汇参证治

针灸推拿

针灸节要

针灸全生

针灸逢源

备急灸法

神灸经纶

传悟灵济录

小儿推拿广意

小儿推拿秘诀

太乙神针心法

杨敬斋针灸全书

本　　草

药征
药鉴
药镜
本草汇
本草便
法古录
食品集
上医本草
山居本草
长沙药解
本经经释
本经疏证
本草分经
本草正义
本草汇笺
本草汇纂
本草发明
本草发挥
本草约言
本草求原
本草明览
本草详节
本草洞诠
本草真诠
本草通玄
本草集要
本草辑要
本草篡要
识病捷法
药性提要
药征续编
药性纂要
药品化义
药理近考
食物本草
食鉴本草
炮炙全书
分类草药性
本经序疏要
本经续疏证
本草经解要
青囊药性赋
分部本草妙用
本草二十四品
本草经疏辑要
本草乘雅半偈
生草药性备要
芷园臆草题药
类经证治本草
神农本草经赞
神农本经会通
神农本经校注
药性分类主治
艺林汇考饮食篇
本草纲目易知录
汤液本草经雅正
新刊药性要略大全

淑景堂改订注释寒热温平药性赋

方　　书

医便

卫生编

袖珍方

仁术便览

古方汇精

圣济总录

众妙仙方

李氏医鉴

医方丛话

医方约说

医方便览

乾坤生意

悬袖便方

救急易方

程氏释方

集古良方

摄生总论

摄生秘剖

辨症良方

活人心法（朱权）

卫生家宝方

见心斋药录

寿世简便集

医方大成论

医方考绳愆

鸡峰普济方

饲鹤亭集方

临症经验方

思济堂方书

济世碎金方

揣摩有得集

亟斋急应奇方

乾坤生意秘韫

简易普济良方

内外验方秘传

名方类证医书大全

新编南北经验医方大成

临证综合

医级

医悟

丹台玉案

玉机辨症

古今医诗

本草权度

弄丸心法

医林绳墨

医学碎金

医学粹精

医宗备要

医宗宝镜

医宗撮精

医经小学

医垒元戎

证治要义

松厓医径

扁鹊心书

素仙简要

慎斋遗书

折肱漫录

济众新编

丹溪心法附余

方氏脉症正宗

世医通变要法

医林绳墨大全

医林纂要探源

普济内外全书（附 增补治痧全编）

医方一盘珠全集

医林口谱六治秘书

温　　病

伤暑论

温证指归

瘟疫发源

医寄伏阴论

温热论笺正

温热病指南集

寒瘟条辨摘要

内　　科

医镜

内科摘录

证因通考

解围元薮

燥气总论

医法征验录

医略十三篇

琅嬛青囊要

医林类证集要

林氏活人录汇编

罗太无口授三法

芷园素社痎疟论疏

女　　科

广生编

仁寿镜

树蕙编

女科指掌

女科撮要

广嗣全诀

广嗣要语

广嗣须知

孕育玄机

妇科玉尺

妇科百辨

妇科良方

妇科备考

妇科宝案

妇科指归

求嗣指源

坤元是保

坤中之要

祈嗣真诠

种子心法

济阴近编

济阴宝筏

秘传女科

秘珍济阴
黄氏女科
女科万金方
彤园妇人科
女科百效全书
叶氏女科证治
妇科秘兰全书
宋氏女科撮要
茅氏女科秘方
节斋公胎产医案
秘传内府经验女科

儿　　科

婴儿论
幼科折衷
幼科指归
全幼心鉴
保婴全方
保婴撮要
活幼口议
活幼心书
小儿病源方论
幼科医学指南
痘疹活幼心法
新刻幼科百效全书
补要袖珍小儿方论
儿科推拿摘要辨症指南

外　　科

大河外科
外科真诠
枕藏外科
外科明隐集
外科集验方
外证医案汇编
外科百效全书
外科活人定本
外科秘授著要
疮疡经验全书
外科心法真验指掌
片石居疡科治法辑要

伤　　科

正骨范
接骨全书
跌打大全
全身骨图考正
伤科方书六种

眼　　科

目经大成
目科捷径
眼科启明
眼科要旨
眼科阐微
眼科集成
眼科纂要
银海指南
明目神验方
银海精微补

医理折衷目科
证治准绳眼科
鸿飞集论眼科
眼科开光易简秘本
眼科正宗原机启微

咽喉口齿

咽喉论
咽喉秘集
喉科心法
喉科杓指
喉科枕秘
喉科秘钥
咽喉经验秘传

养　　生

易筋经
山居四要
寿世新编
厚生训纂
修龄要指
香奁润色
养生四要
养生类纂
神仙服饵
尊生要旨
黄庭内景五脏六腑补泻图

医案医话医论

纪恩录
胃气论
北行日记
李翁医记
两都医案
医案梦记
医源经旨
沈氏医案
易氏医按
高氏医案
温氏医案
鲁峰医案
赖氏脉案
瞻山医案
旧德堂医案
医论三十篇
医学穷源集
吴门治验录
沈芊绿医案
诊余举隅录
得心集医案
程原仲医案
心太平轩医案
东皋草堂医案
冰壑老人医案
芷园臆草存案
陆氏三世医验
罗谦甫治验案
临证医案笔记
丁授堂先生医案
张梦庐先生医案

养性轩临证医案

养新堂医论读本

祝茹穹先生医印

谦益斋外科医案

太医局诸科程文格

古今医家经论汇编

莲斋医意立斋案疏

医　　史

医学读书志

医学读书附志

综　　合

元汇医镜

平法寓言

寿芝医略

杏苑生春

医林正印

医法青篇

医学五则

医学汇函

医学集成（刘仕廉）

医学集成（傅滋）

医学辩害

医经允中

医钞类编

证治合参

宝命真诠

活人心法（刘以仁）

家藏蒙筌

心印绀珠经

雪潭居医约

嵩厓尊生书

医书汇参辑成

罗氏会约医镜

罗浩医书二种

景岳全书发挥

寿身小补家藏

胡文焕医书三种

铁如意轩医书四种

脉药联珠药性食物考

汉阳叶氏丛刻医集二种